JN318895

食べても食べても太らない法

菊池真由子

三笠書房

はじめに

管理栄養士だから言える「食べて、飲んで、やせる」法

「食べても食べても太らない」――。

本書のタイトルを見て、「そんな都合のいい話、あるはずがない」と思った人にこそ、この本をお読みいただきたいと思います。一見、**欲張りなこのタイトルにこめられたメッセージにこそ、ダイエット成功の秘訣が隠されている**からです。

私は管理栄養士として、「やせたい」と願う多くの人たちのダイエットを食事面からサポートしてきました。その数、28年間で優に1万人を超えています。

その経験からハッキリ言えるのは、「**きちんと食べる人ほど、やせる**」。

逆に「食べたい気持ちをガマンする人ほど、やせない。むしろ太る」ということ。

ちまたでは、「糖質制限」「1日1食」……などといったガマンを強いる極端なダイエット法がもてはやされています。私が相談を受けてきた人の中にも、「早くや

せたい」という思いが強すぎるのか、そうした方法に飛びつく人がいました。

でも、残念ながらいずれも失敗に終わっています。たしかに一時的に体重が減るものの、長くは続きません。食べたいものをガマンすれば、ストレスが生まれます。それが積み重なれば、いずれ爆発します。そう、リバウンドが起こるのです。

「やせたいから、ガマンする」ではなく**「やせたいからこそ、きちんと食べる」**――。

この発想が「ダイエット成功には不可欠」だということを知ってください。

「食べながら、やせられる」なんて、これほどいい話はないと思いませんか？

実際、私が食事のサポートをしてきた人たちの中には、キツイことを一切せずに「きちんと食べて、やせた人たち」がたくさんいます。ほんの一例をあげると、

体重65kg↓52kg。**9カ月で13kg減。**（60代女性）
体重58kg↓50kg。**4カ月で8kg減。**（30代女性）
体重79kg↓72kg。**6カ月で7kg減。**（40代男性）

人によって効果の表れ方に差はあるものの、ラクにやせて、その体型をキープしている点は共通しています。本書では、そんな夢のような方法をご紹介します。

1つだけ食べ方のコツがあるとすれば、食事の「**量より質を見直す**」こと。

たとえば、みなさん大好きな焼肉、スイーツを食べる場合。「カルビ、ハラミよりロース、タン」「ショートケーキよりシュークリーム」といった具合に、選び方を少し工夫するだけで太らなくなります。もちろん、ビールも唐揚げも大いに結構。

ほかにも、「寝る前にホットミルクを飲むとやせる」「食べすぎてもキャベツ4分の1個で帳消しにできる」「肉、魚、大豆製品……タンパク質をとる人は太らない」などなど、本書には「**おいしく食べて、楽しくやせるコツ**」**が満載**です。

もう、つらい思いも、ムダな努力もする必要はありません。

毎日の食事を心ゆくまで味わい、笑顔でラクに理想の体を手に入れましょう。

管理栄養士　**菊池真由子**

『食べても食べても太らない法』◇もくじ

1章 おいしく食べて、たくさんやせる！

2章 なぜ「食べても食べても太らない」のか？

3章

「カロリー」これだけ知っていれば、うまくいく!

4章 読めば読むほど「ラクにやせる」食べ方

5章 「ムダな食欲」がみるみる消える習慣

本文DTP　宇那木孝俊

1章

おいしく食べて、たくさんやせる！

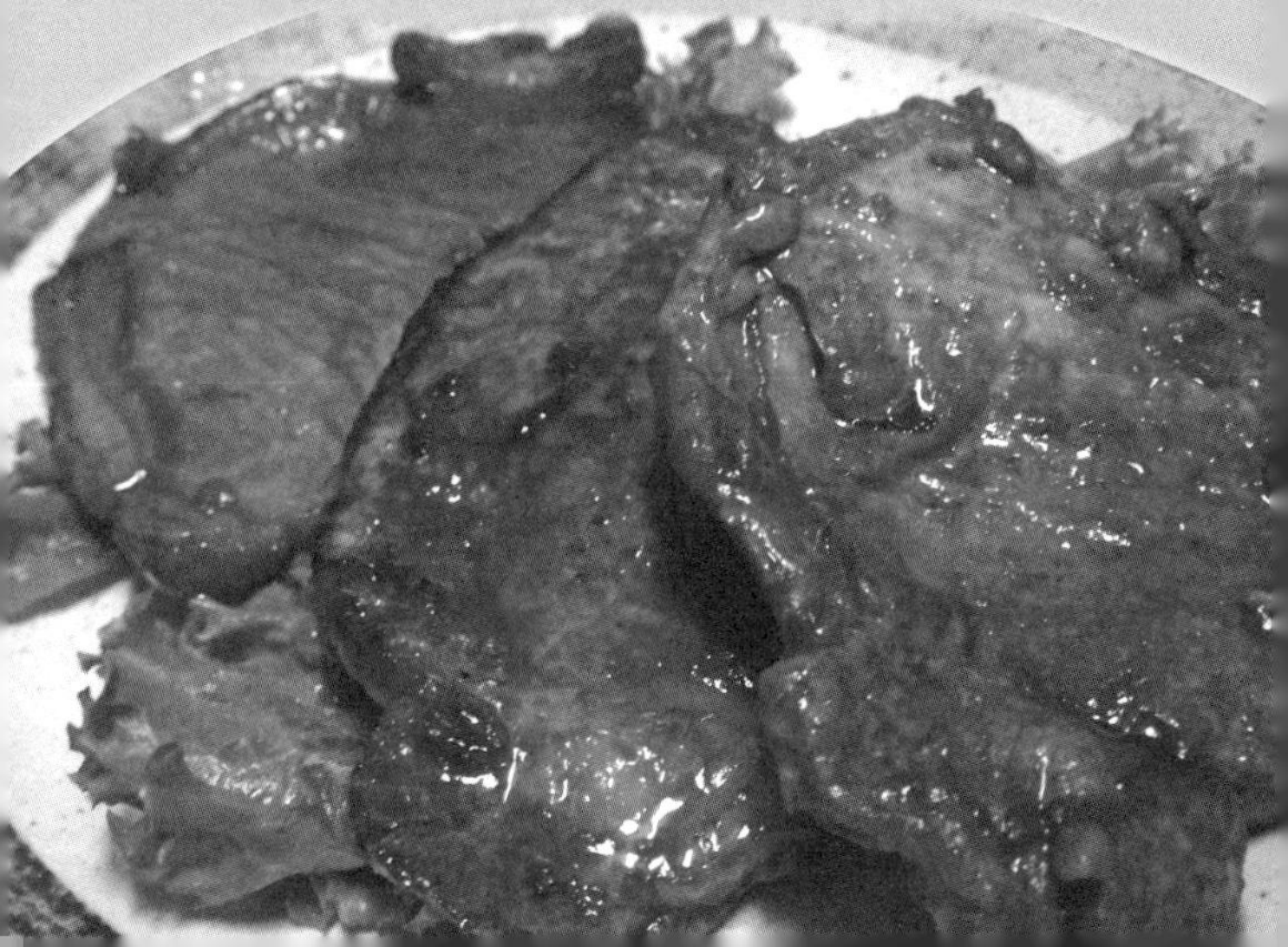

1 基本「毎日、朝食を必ず食べる」

食べても太らない――それにはまず、毎朝、朝食をしっかりと食べることです。

それだけで、あなたは確実にやせることができます。

なぜなら、**朝食が「1日の食欲」をコントロール**しているからです。

朝食をしっかり食べるだけで、ムダな食欲は自然と消えていきます。まずは、昼食時に必要以上に空腹を感じることがありません。昼食は一定の量で満たされます。

では、朝食をしっかり食べないと、どうでしょうか？

昼食時の空腹感が自然と大きくなるため、食事量がムダに増えます。それに、早くお腹を満たしたいあまり、よく噛まずに食べてしまうのです。

よく噛まない――これが太る原因の1つなのです。

噛むということは、脳にある満腹中枢を刺激します。食事をよく噛むと、食べはじめの早い時間から満腹感を得ることができます。

よく噛む――これが**ムダな食欲を消す秘訣**なのです。

しかも、よく噛むことで満腹感が長持ちします。

噛む回数が増えると消化吸収がゆっくりになります。すると空腹感をもたらすホルモンの分泌が抑えられます。

では、噛む回数が少ないと、どうなるでしょう？

満腹中枢が満腹感を得るには一定量の刺激が必要です。よく噛まない食事では、刺激不足でたくさん食べないと満足できないのです。

そして食後は満腹だったのに、すぐにお腹がすきます。ムダに食事量が増えると、空腹感をもたらすホルモンであるインスリンが過剰に分泌されてしまうからです。

すると昼食を十分食べたにもかかわらず、間食を食べたくなります。

間食のカロリーはあなどれない量です。これに気づかないために「朝食を抜いてもやせない」のです。

毎朝、朝食を食べるもう1つのメリットがあります。

それは、体に「**朝が来たことを知らせる**」ということ。

1日は24時間で動いていますね。ところが、人間の体は24時間で動いているわけではありません。

人間は生まれつき「体内時計」を持っています。この体内時計があるために、日中は活発に活動し、夜は休息するというリズムがあるのです。

ところが、この体内時計は、24時間単位で刻まれているわけではありません。約1時間遅いのです。

これを放置しておくと、どうなるでしょうか?

当然、体内時計がズレてしまい、しだいに「夜型」になります。夜型になると、様々なデメリットが生じます。特に問題なのは、深夜でもムダな食欲が増えて、食べはじめると止まらなくなってしまうことです。

朝食で体内時計のズレを解消！

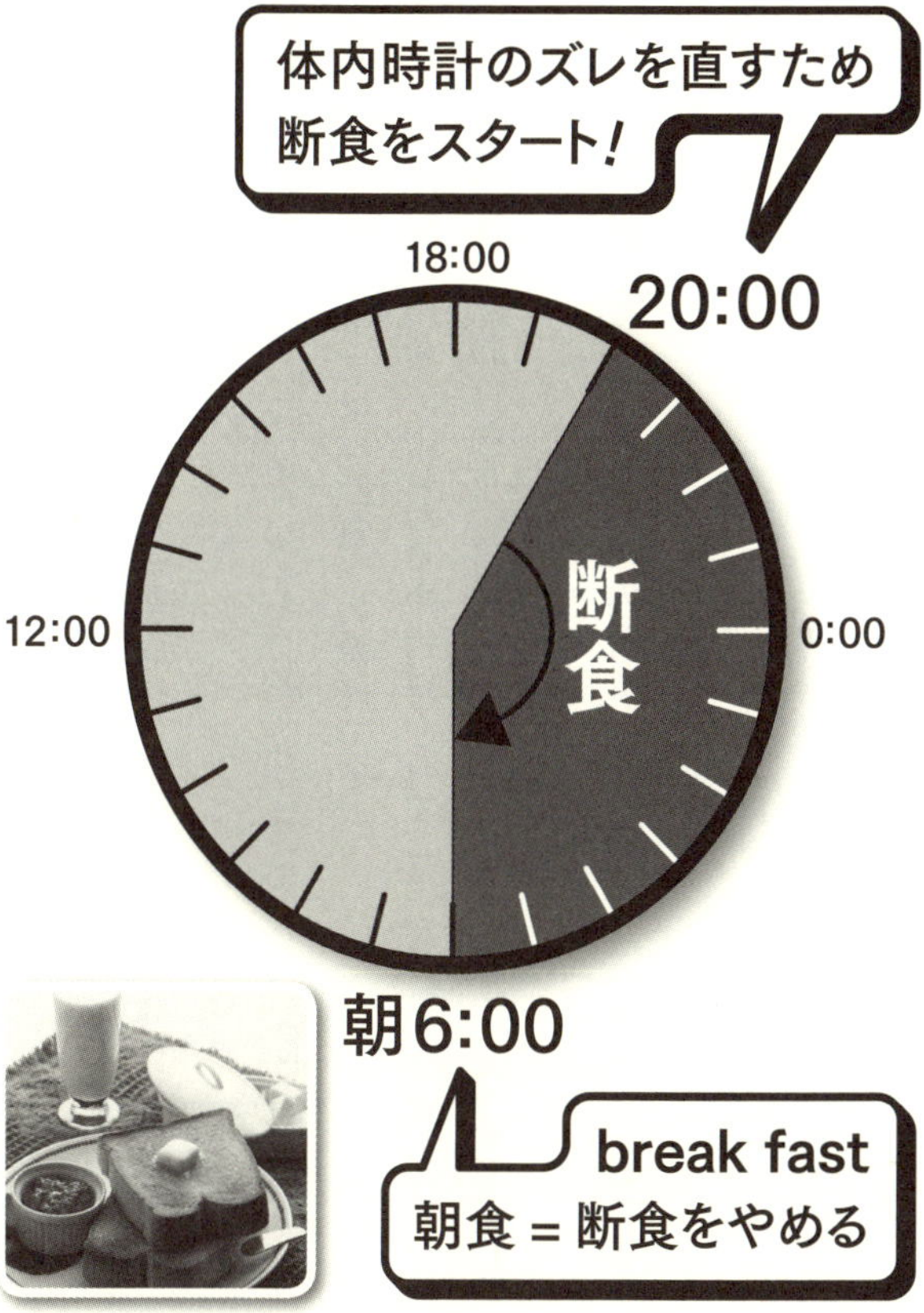

体内時計のズレを直すため
断食をスタート！
18:00
20:00
12:00
断食
0:00
朝6:00
break fast
朝食＝断食をやめる

では、体内時計のズレを調整するにはどうすればよいのでしょう？

じつは、**食事で簡単に体内時計のズレを解消することができる**のです。

コツは、夕食後から朝まで「断食」をすること。つまり、夕食後は、何も食べてはいけないのです。

朝食を英語でbreakfast（ブレックファースト）と呼びます。break（ブレイク）は「破る」、fast（ファースト）は「断食」の意味です。

「断食」をやめる、この「絶食」の終わりを告げる食事こそが、朝食なのです。

朝食を食べるとは、体に「昨日から今日に切り替わりましたよ」と宣言する行為だったのです。

だから、朝食をしっかり食べるだけで体内時計が朝型になり、太らなくなります。

2 お腹を凹ますには「朝のプレーンヨーグルト」

お腹を凹ませたい――それなら、毎朝**プレーンヨーグルト**を食べましょう。

食べる量の目安は、100グラムです。

お腹、特に下腹がポッコリ出てしまうのは、たいてい腸の働きがよくない、つまり「便秘」に原因があります。わかりやすく言えば、排泄がうまくできないために、腸に便をため込んでしまい、結果的に下腹がポッコリ出るというイメージです。

便と言うと、たいてい「食べカス」のように考える人が多いと思います。

でも、食べカスはほんの一部で、便の大部分は水分が占めています。

ただ、腸に便が残っていると、水分が腸に吸収されてしまうため、便がカチカチになってしまいます。すると、便がますます外に出にくくなり、下腹ポッコリになってしまうわけです。

腸の中には、体によい作用をもたらす「善玉菌」と、悪い作用をもたらす「悪玉菌」が棲《す》んでいます。

善玉菌の代表は、乳酸菌やビフィズス菌です。善玉菌の量が増えれば増えるほど、腸の働きもよくなります。そのため、排泄がスムーズになり、お腹もスッキリするわけです。

では、なぜヨーグルト、それも発酵させただけの生のプレーンヨーグルトを食べるといいのでしょうか？

その理由は、あらゆる種類のヨーグルトの中で、**プレーンヨーグルトが最も善玉菌が豊富**だからです。

たとえば、フルーツ入りであれば、同じ100グラムでもフルーツの重さが含まれます。つまり、フルーツの重さの分だけヨーグルトの量が減るのです。ヨーグルトの量が減ってしまうということは、それだけ善玉菌の量が減ってしまうということなのです。

しかも、ヨーグルトに含まれているフルーツの量は多くはありません。使われているフルーツの量では、そのフルーツが持つ栄養分は得られないのです。

また、ヨーグルトと味の相性をよくするためにフルーツが加工されています。加工されるとビタミン類やポリフェノール類が壊れてしまうため、本来の栄養は失われてしまうわけです。

では、なぜ、食べる量は100グラムなのでしょう?

それは、ほかの食事への負担が少なく、なおかつ、**善玉菌の効果が得られる最適な量**だからです。というのも、1人前100グラムとして善玉菌の効果が実証された商品が多いからです。

カップ入りで販売されている商品は1個が約100グラムなので、手軽でおすすめです。2個以上が1パックになっているものは、1個が70~80グラム程度なので足りません。表示を見て100グラム以上あるものを選ぶか、400ミリリットル入りの大きいパックから取り分けて100グラムを確保しましょう。

もう1つ、プレーンヨーグルトを食べるメリットがあります。

ヨーグルトは、牛乳に乳酸菌などを使ってつくられた「発酵食品」ですから、**牛乳の栄養と乳酸菌の有益な働きを、丸ごと体に取り入れる**ことができるのです。

ところで、腸の働きが活発なのかどうかを、外から覗《のぞ》くことはできませんが、それに代わる簡単なチェック法があります。「お通じの回数」と「便の形状」です。

お通じの回数は、「1~2日に1回程度」が目安です。

たとえ今、便秘気味の人も、善玉菌などによって腸の働きがよくなると、自然とお通じがよくなります。それが習慣化してスムーズな排便が取り戻せれば、下腹ポッコリも解消していきます。

便の色は、黄土色から茶褐色、形はバナナ状が理想的です。

朝にプレーンヨーグルトを食べることは、眠っている腸を起こす働きがあります。

朝に目覚めた腸は、1日の腸の働きを力強くします。活発になった腸は、食べものから吸収された栄養成分以外の余分なカスを、ドンドン便に変えていきます。

朝にプレーンヨーグルトを食べる習慣は、体に「朝になったら便を出す」ことを習慣づける効果もあるのです。

3

食べても太らない人の「正しいヨーグルトの食べ方」

ヨーグルトは低脂肪に限る！――これは完全な間違いです。

やみくもに低脂肪のヨーグルトを選ぶのは危険。ムダな脂肪をカットしたつもりが、ヨーグルトを食べる効果を台無しにしてしまうことになるからです。

なぜなら、**低脂肪のヨーグルトは「ヨーグルト」とは言えない**のです。

低脂肪ヨーグルトは、ヨーグルトを低脂肪に加工するために、原料のヨーグルトの量を減らしてつくっています。

ヨーグルトの量が減るということは、ヨーグルトに含まれている善玉菌の量が大幅に減るということ。善玉菌が少ないヨーグルトをいくら食べても、当然、腸の中をキレイにすることはできません。

とはいえ、スーパーやコンビニには、様々な種類のヨーグルトが売られています。その中から、どんなヨーグルトを選べばいいか、わからない人も多いでしょう。

そこで、最も効率的な選び方をお伝えします。

それは、**トクホ**（消費者庁許可　特定保健用食品）のヨーグルトを食べること。トクホが通常の食品と違うのは、たとえば「お腹の調子を整えるのに役立つ」などの**特定の健康効果が科学的に証明されている**ことです。

トクホのヨーグルトには、通常のヨーグルトに比べて善玉菌が格段に多く含まれています。

ヨーグルトは、厚生労働省の「乳及び乳製品の成分規格等に関する省令」で、1ミリリットルあたりの乳酸菌数または酵母数が1000万以上と定められています。通常のヨーグルトは、100ミリリットルで10億個以上の乳酸菌が含まれています。ところが、**トクホのヨーグルトには、その1・5～2倍以上の乳酸菌が含まれているの**です。

特筆すべきは、「**明治ブルガリアヨーグルトLB81**」。この商品には、なんとその

おすすめはトクホのヨーグルト！

100億個の乳酸菌

	乳酸菌
通常のヨーグルト	10億個以上
トクホのヨーグルト	1.5～2倍以上
明治ブルガリアヨーグルト LB81	10倍

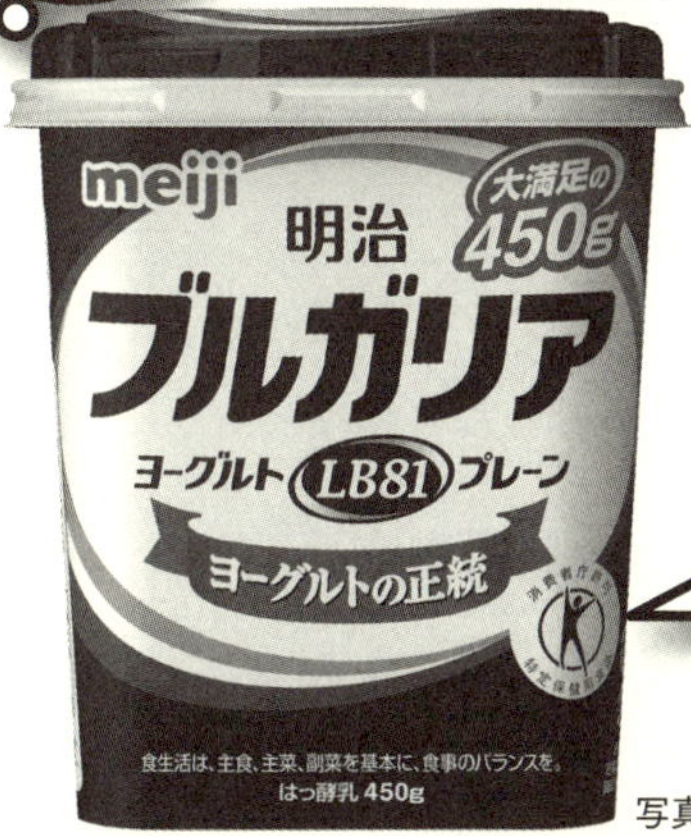

トクホのマークがこれ！

写真提供／株式会社 明治

あなたのお腹を凹ます ヨーグルトの選び方

①同じヨーグルトを 2 週間程度食べる。

②食べ比べをしながら排便のリズムやスムーズさがベストなものを選ぶ。

10倍の100億個の乳酸菌が含まれています。

善玉菌が豊富なほど、腸がキレイになっていきます。

ヨーグルトはトクホの製品を選ぶ――これが正しいヨーグルトの食べ方なのです。


ところで、トクホのヨーグルトには、腸との相性があります。

トクホのヨーグルトは、様々なメーカーから発売されていますが、メーカーごとに含まれている善玉菌の種類や比率が異なります。当然、各メーカーの商品によって、腸に届く善玉菌の種類や比率も変わるのです。

じつは、腸に棲みついている善玉菌の種類や比率などは個人差が大きいのです。

自分の腸の中に棲みついている善玉菌の状態に一番近いヨーグルトが、一番お腹を凹ますヨーグルトなのです。

では、いったいどうやって、自分にとって一番のヨーグルトを見分ければいいでしょうか？

それには、各社から発売されているヨーグルトを試食することです。

まずA社のヨーグルトを10〜14日間連続して食べます。そして排便のスムーズさ、リズム、便の形状をチェックします。

その後B社のヨーグルトを10〜14日間、同じ時間帯で、同じ量を食べます。そしてA社のヨーグルトを食べたときと同様に、排便の状態をチェックします。

さらにC社と食べ比べていきます。食べ比べるヨーグルトの種類は、近所で買うことができる範囲で構いません。

すべてのメーカーのヨーグルトを食べてみて、最も排便の状態がよかった製品があるはずです。それが、**あなたにとって、一番お腹を凹ますヨーグルト**なのです。

4 肉・魚・大豆製品……タンパク質をとる人は太らない！

食べながら、カロリーを燃やす——その秘訣は「タンパク質食」にあります。

タンパク質を多く含むのは、肉や魚、卵、牛乳、乳製品、大豆、大豆製品などの食品です。これらタンパク質を多く含む食品をしっかり食べるだけで、無理なく**「カロリーを燃やす体」**になります。

タンパク質には、**食後に体温を上げてカロリーを燃やす働きがある**からです。

食事で、タンパク質をしっかりとると、体温が自然と上がります。この上がった体温がカロリーを消費している証拠。カロリーは体温として発散されてしまうので、ムダに体にたまることはありません。

では、朝昼晩の三食で、タンパク質を多く含む食品をまったく食べないと、どうなるでしょうか？

たとえば、朝はトーストとコーヒー、お昼はおにぎりと野菜サラダ、夜はおそばで軽く済ます……。特にダイエット中の女性は、こうしたメニューで1日をすごす人もいるようです。

「やせたいからお肉は避ける」という人は、けっして珍しくありません。

ただ、結論から申し上げると、**タンパク質をとらないと、かえって太ります**。

タンパク質をとらないと、いくら食事をしても体温が上がりません。食べもののカロリーが体温として消費されないためです。使われなかった余分なカロリーは、脂肪になって体にたまってしまうのです。

しかもタンパク質がないメニューは、ご飯や麺、パンといった炭水化物ばかりです。炭水化物は消化の早い食品ですから、胃腸から素早く吸収されてしまいます。すると空腹感がすぐにやってくるので、ムダな食欲を呼び込んでしまうのです。

タンパク質を食べない——これが太る原因なのです。

そもそも、タンパク質は体に必要な栄養素。毎日一定量を食べ続けなければ、健康な体を維持することはできません。一定量のタンパク質を確保するためには、毎食、適度に食べる必要があります。

では、1日にどれだけの量の「タンパク質食」を食べればよいのでしょうか？

たとえば、卵1個、豆腐3分の1丁（約100グラム）、豚肉薄切り肉4～6枚（約100～150グラム）、鮭の切り身1切れ（約100グラム）です。これらの合計は**両手に1杯乗るぐらいの量が目安**です。

手を目安にしているのは、体の大きさに合わせて手の大きさが変わるからです。つまり、体格に合わせて手の大きさが変わるので、体格に合った量が簡単にわかるのです。

これにプレーンヨーグルト100グラムと牛乳コップ2分の1～1杯（100～200ミリリットル）をプラスしましょう。

タンパク質を含む食品の多くは、脂肪を含んでいます。肉や魚などを食べると、

カロリーを燃やす食べもの

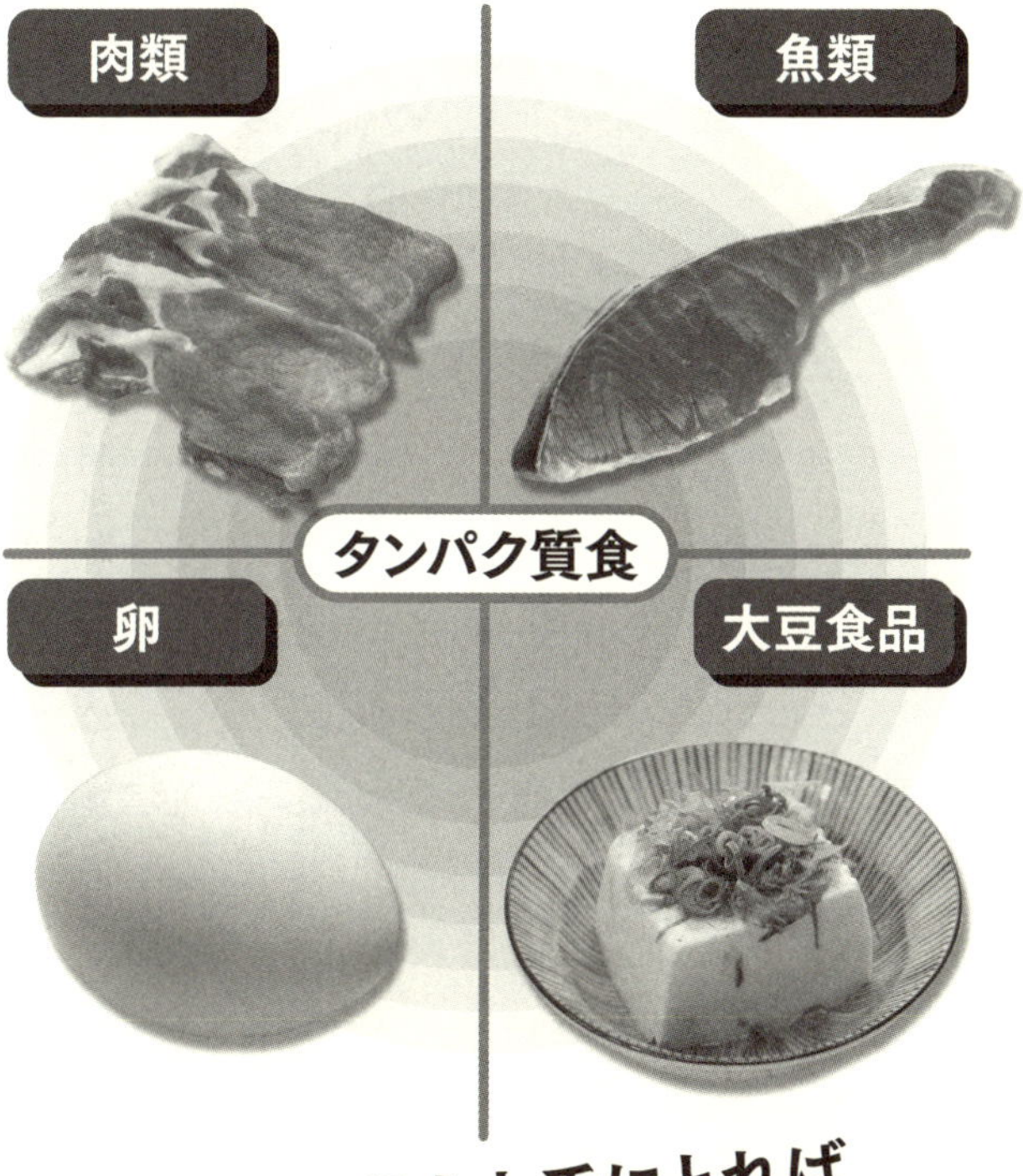

タンパク質を上手にとれば太らない！

タンパク質と同時に、脂肪を食べることになります。

タンパク質と脂肪は、**消化に時間がかかるため、食べたものが長く胃腸にとどまります**。

じつはこれが、やせるためにはプラス効果を生みます。

つまり、胃腸に食べものが長く存在すると、ムダな食欲が自然と消える——。

だから、タンパク質をしっかりとると、かえってやせるわけです。

5 寝る前に「ホットミルクを飲む」とやせる理由

熟睡するだけでやせる——それは、1杯のホットミルクで実現できます。

しっかり眠るだけで、あなたは確実にやせます。

なぜなら、眠っている間に**脂肪を分解する「成長ホルモン」が分泌される**からです。

よく勘違いをする人がいるのですが、成長ホルモンは成長期にだけ分泌されるわけではありません。成長期をすぎると量が少なくなるだけで、しっかり分泌されるのです。しかも、成長ホルモンは熟睡するほどしっかり分泌されます。

コロンビア大学で行なわれた研究によると、睡眠時間が7～9時間の人に比べ、5時間の人は50パーセント、4時間以下の人は73パーセント肥満率が高くなることが明らかになりました。

もう1つ、「熟睡するだけでやせる」理由があります。眠りによって、**ストレスが解消される**からです。

ストレスが解消されるということは、ムダな食欲が消えてなくなるということ。だから、自然にやせるのです。

ストレスが多い状態だと、そのはけ口が「食」に向かいやすくなります。

「やけ食い」「やけ酒」と言えば、ピンと来る人も多いでしょう。これは、無意識のうちに、「食べてストレスを解消」しようとしているのです。

ただ、ストレスを解消するために飲み食いしても、真の意味でストレスを解消することはできません。ストレスを引き起こす原因自体がなくなるわけではないからです。

イライラしたまま食事をしても、ストレスが解消されるまで、ムダな食欲は止まりません。ストレスが大きいほど、ムダに食べる量が増えます。その量は、自分で想像しているよりもはるかに多いのです。

ストレスが多い——これが太る原因になるのです。

では、熟睡するために、なぜホットミルク、つまり、温かい牛乳を飲むとよいのでしょうか？

1つは、**自律神経がリラックスする**からです。

ポイントは、「温めること」にあります。

温かい飲みものを飲むと、体が温まります。体の内側からぽかぽかと温まると、余分な力が抜け、全身の筋肉の緊張がほぐれます。体のこわばりがとけると、脈がゆるやかになり、心身の疲労もやわらぎます。すると、自律神経が自然と落ち着いてくるのです。

逆に「冷たい飲みもの」は、体を緊張させ心身ともにカチコチにしてしまいます。温かい飲みものは、心身を「休息モード」に切り替えやすくするのです。

自律神経は日中、心身を活発に活動させるために「興奮モード」になっています。夕方から夜にかけて、徐々に「休息モード」に切り替わるのです。

ただ、興奮モードから休息モードにスイッチがうまく切り替わらないと、「頭が冴えて眠れない」という状態になります。

それを防ぐために、寝る前に「コップ1杯の温かい牛乳を飲む」のです。温かい牛乳を飲むと、自律神経がリラックスして心身が休息モードに切り替わるため、ふとんに入ってから、すっと深い眠りにつくことができます。

2つ目は、牛乳には、**熟睡に必要なトリプトファンという成分が豊富**だからです。トリプトファンはアミノ酸の一種で、自然な睡眠を促すホルモンであるメラトニンの材料になります。しかも、安眠に導く働きを持つセロトニンの材料にもなるのです。ちなみに、セロトニンは、ストレスを緩和する効果も持っています。

ところが、セロトニンは日中のストレスで消費されるため、どんどん補給しなければなりません。そこで、セロトニンをつくる材料であるトリプトファンが必要になるのです。

トリプトファンを効率よく豊富に取り入れられる食品が牛乳です。

熟睡をする――これがムダな食欲を消すのです。

6 「厚揚げ」はじつは理想のダイエット食

3日に1回、厚揚げを食べる——これだけで、あなたは太りません。

厚揚げは、絹ごし豆腐を水切りして油で揚げたもの。絹ごし豆腐は、大豆からつくられた豆乳を固めたものです。

タンパク質には「植物性」と「動物性」の2種類がありますが、厚揚げは、植物性タンパク質の補給源としてきわめて優秀です。

動物性タンパク質に比べ、**植物性タンパク質は脂肪が少ない**というメリットがあります。

しかも、**厚揚げの約76パーセントは水分**。そのため、ボリュームはたっぷりあってもカロリーは低く、200グラム食べてもたったの300キロカロリーです。

ほかの食品と比べてみましょう。

同じ揚げてある鶏の唐揚げ（6個）なら526キロカロリーと厚揚げの約1・8倍、ロースカツなら510キロカロリーで厚揚げの約1・7倍もあります。

動物性タンパク質であるサーロインステーキと比べるとどうでしょうか？

41ページの図を見てください。タンパク質量は、サーロインステーキが25・0グラム、厚揚げが21・4グラムと、ほとんど変わりません。サーロインステーキのカロリーは厚揚げの約1・9倍、脂質は約2・1倍もあります。

日頃は、肉や魚の動物性タンパク質に偏りがちな人が多いでしょう。

そこで、大豆製品の植物性タンパク質と組み合わせることで、良質なタンパク質の摂取ができるのです。


「厚揚げは油で揚げているのに、本当に太らないのですか？」

厚揚げの長所ばかりを述べましたが、ときにはそんな質問を受けます。

油を毛嫌いする理由はわかりますが、心配はいりません。

厚揚げは伝統的手法でつくられている場合、菜種（キャノーラ）油で揚げられています。しかし、スーパーなどで販売されているものは、菜種油のほか、大豆油・コーン油・綿実油《めんじつゆ》などがブレンドされている植物油です。

ところが、メーカーによって、使用する植物油は様々で、どの種類の油をどのような割合で配合した油を使用しているかは不明です。

これらの油は、油そのものの性質よりも、一度に大量に多くの水分を含んだ豆腐を揚げることによって油の中に水分が混じる影響で、酸化しやすくなっています。

酸化した油は健康に悪影響を及ぼします。

しかし、**厚揚げ1丁に含まれる程度の油の摂取量はわずかで、問題視する必要はありません**。

1日に摂取する油の量の中で比率が高いのは肉や魚に含まれる脂肪、牛乳などの乳脂肪、パンやお菓子をつくるためのバターなどで、目に見えない油が全体の約8割を占めます。残りが、マヨネーズやバター、マーガリン、炒め油やドレッシングなどです。

それでも厚揚げの油が気になる人は、上から熱湯をかける、あるいは鍋のお湯にくぐらせて油抜きをすると表面に浮いた油を落とすことができます。

そもそも、油は細胞膜や血液、ホルモンの材料として欠かせないもの。また、ビタミンA（ベータカロテン）、ビタミンD、ビタミンEの吸収を助けます。しかも油はうま味成分を閉じ込める働きもあります。

油は「おいしさの源」なのです。だから、厚揚げは味にコクがあります。1丁の分量も1人前としてピッタリです。

豆腐1丁と比べ、厚揚げは断然おいしくて食べやすいもの。

厚揚げなら、カロリーや脂肪を気にすることなく、植物性タンパク質をしっかり補給することができます。

厚揚げ1丁を食べるためにおすすめの食べ方があります。

厚揚げをオーブントースターで約5分程度こんがりと焼きます。そこに刻み青ネギ、おろしショウガをのせ、醤油をかければ、できあがりです。

おいしくて、栄養抜群、そして太らない、おすすめの1品です。

厚揚げはこんなにすごい!

サーロインステーキ（150グラム）

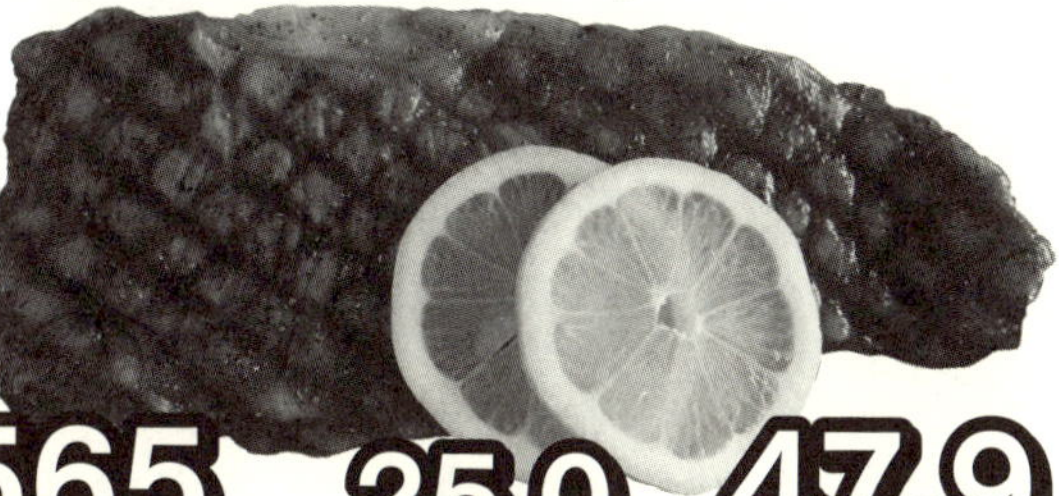

565 キロカロリー　カロリー

25.0 グラム　タンパク質

47.9 グラム　脂質

ここに注目!

厚揚げ１枚（200グラム）

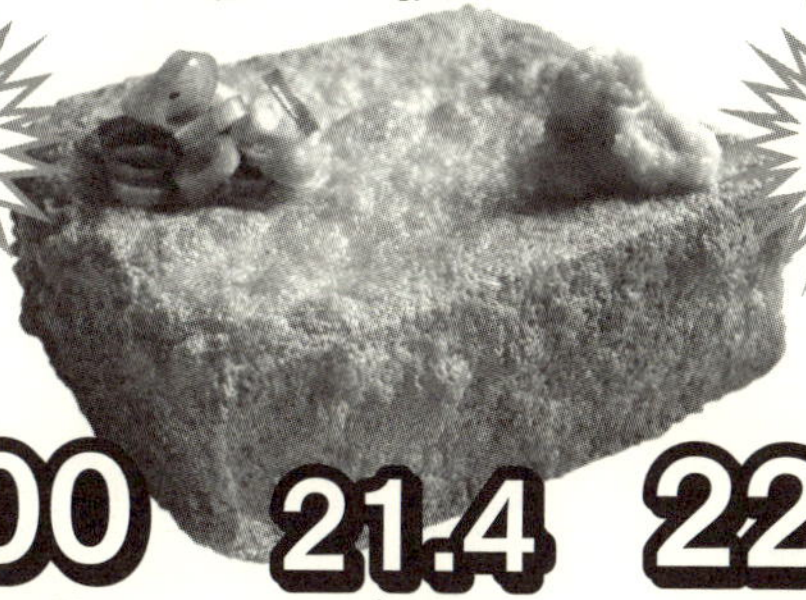

300 キロカロリー　カロリー

21.4 グラム　タンパク質

22.6 グラム　脂質

ここに注目!

7

「週1回の納豆」で、脂肪が燃える体になる!

「脂肪を燃やす体」になりたい――それなら週に1~2回、納豆を食べましょう。

納豆には、**脂肪をスムーズに分解するビタミンB_2が豊富**だからです。

納豆は、大豆に納豆菌を加えた発酵食品です。じつは、納豆菌が納豆のビタミンB_2を増やしているのです。食べる量は、一度に四角いパック(50グラム)1個が目安です。

ビタミンB_2が多い食品はほかにもあります。たとえば、レバー類、ウナギの蒲焼き、カレイ、ブリ、イワシ、サワラ、サンマ、サバ、牛乳、ヨーグルト、卵、アーモンド、モロヘイヤなど、ほとんどが動物性食品。つまり、同時に脂肪やコレステロールを含んでいるのです。

ビタミンB_2が豊富！　脂肪を燃やす食品

納豆

1パック（50グラム）

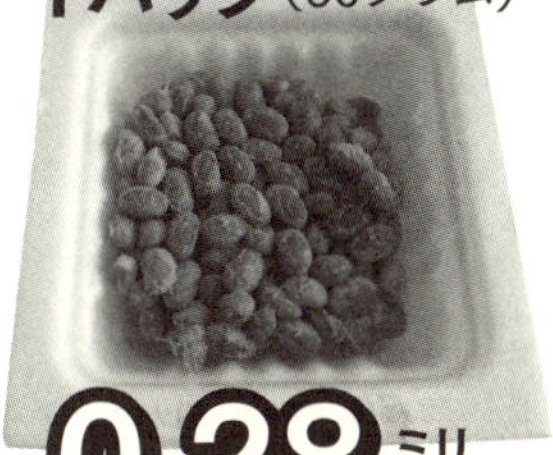

0.28ミリグラム
ビタミンB_2

トマト

大$\frac{1}{2}$個（95グラム）

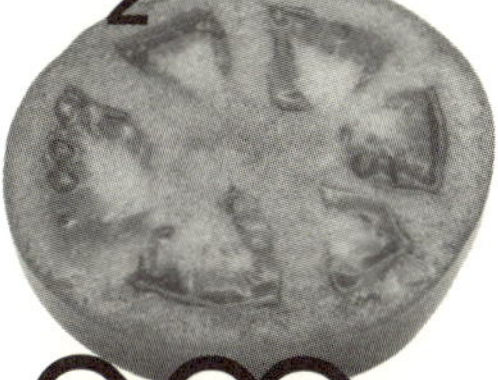

0.02ミリグラム
ビタミンB_2

にんじん

$\frac{1}{2}$本（68グラム）

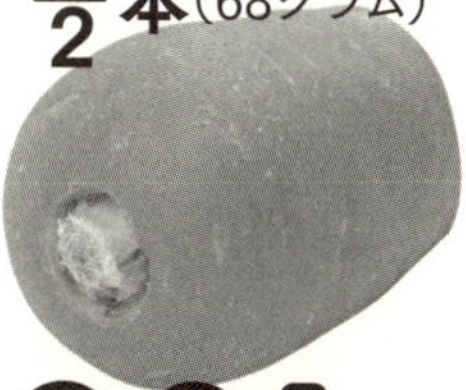

0.04ミリグラム
ビタミンB_2

レタス

1枚（40グラム）

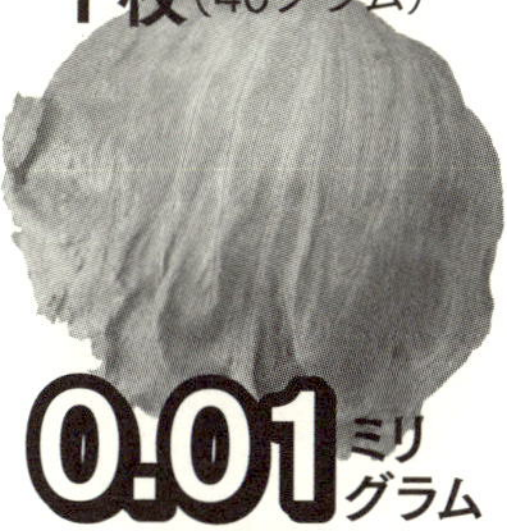

0.01ミリグラム
ビタミンB_2

ところが、納豆は、植物性食品であるため、**脂肪が少ないというメリット**があります。やせるためには、「脂肪を燃やす体」にしなければなりません。余分な脂肪を取り込まずに、ビタミンB_2を補給するには納豆がうってつけなのです。

納豆にはもう1つ、大きなメリットがあります。

それは、パントテン酸をたくさん含んでいることです。

パントテン酸は抗ストレスホルモンの材料になります。ストレスへの抵抗力をつけるために欠かせない栄養素です。

前述したように、ストレスを多く受けると、無意識のうちに食べる量が増えがちです。食べることでストレスを解消しようとするからです。

ストレス解消のために食べているカロリーは、余分なカロリー。余ったカロリーは体の脂肪になり太ります。

その点、納豆には、ストレスが原因のムダな食欲を消す効果があるのです。

8

夕食で「ゴボウを最初に食べる」と、なぜやせる？

しっかり食べても太らない——そんな願望は、ゴボウで実現できます。

なぜでしょう？　ゴボウには食物繊維が豊富だから。週に1～2回、夕食でゴボウを食べるだけで、太らなくなるのです。

食物繊維は固い成分です。当然、ゴボウを食べるときは、しっかり噛まなければなりません。噛む回数も、自然と増えます。

たとえば、同じ食物繊維が豊富な食品でも、ひじき煮ときんぴらゴボウでは噛む回数が違います。

ひじき煮なら約33回、きんぴらゴボウなら約56回です。

食卓にゴボウ料理を1品加えるだけで、ぐっと噛む回数が増えるのです。

ゴボウ料理をとる際には、食べる順番がコツ。食事をしはじめてから、すぐに食べるのです。食事を開始した早いうちに噛む回数が増えると、ムダな食欲が湧いてこなくなります。

では、なぜ夕食なのでしょうか？

夕食は、寝る前にとる最後の食事。寝る前ですから、食後に日中のような活動量はありません。

ですが、1日で最も食べる量が多くなる食事です。つまり、夕食は必要以上の食事量になりやすい食事なのです。

夕食にゴボウ料理を食べることで噛む回数が増えます。噛む回数が増えると自然に適度な量で満足できるようになるのです。

ゴボウ料理は、きんぴらゴボウのほか、たたきゴボウ、筑前煮やゴボウサラダ、きりたんぽ鍋にすると、一度にまとまった量を食べやすくなります。

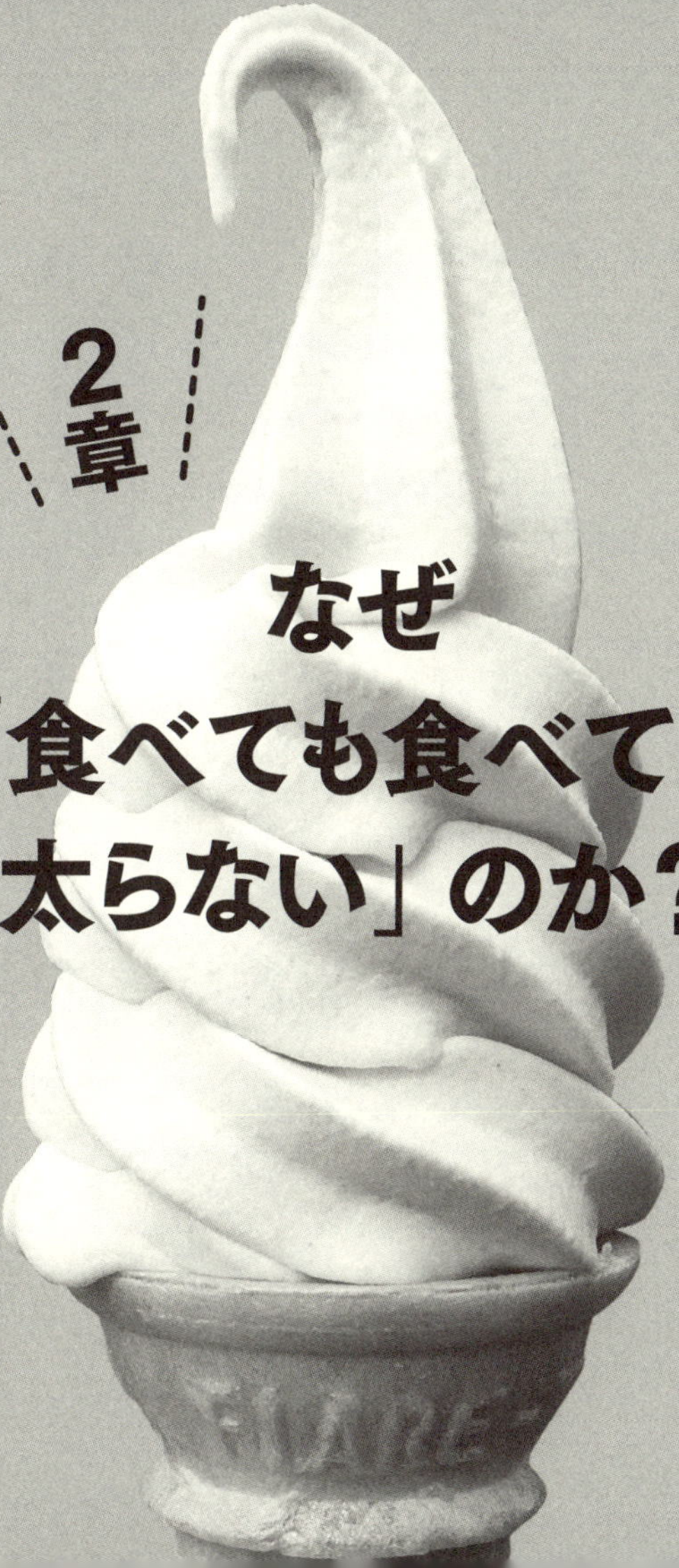

2章

なぜ「食べても食べても太らない」のか？

1 食べすぎても「キャベツ4分の1個」で帳消しにできる！

食べすぎても帳消しにできる――それも、**キャベツを食べる**だけで。

健康意識が高く、日頃、食事の量やバランスに気をつけている人であったとしても、ついつい好きな料理を食べすぎてしまうことはありますよね。

毎日規則正しい食生活を送るのは理想ですが、なかなか難しいのが現実。ならば、1日単位で考えるのをやめてしまいましょう。

食事の量は「1週間単位」で考える――。それくらいでちょうどいいのです。

週の前半に食べすぎてしまっても、週の後半で食べすぎを差し引きゼロにすればまったく問題ありません。ラクに考えて毎度の食事を楽しむことのほうが大切です。

週の前半に食べすぎてしまったと感じたら、週の後半にカロリーの低い食事をとって、摂取カロリーを調整すればいいのです。

では、具体的には何を食べればいいのでしょうか？

カロリーの低い食事の代表格は野菜です。なかでも、最もおすすめなのは、たっぷり食べても太らない「キャベツ」です。


キャベツには、2つのメリットがあります。

1つは、**食物繊維が多いこと**。食物繊維をたっぷりと食べておくと、食後の満腹感が長くなります。食後の腹持ちがよくなると、次の食事まで、余計なおやつなどを食べたくなるといったムダな食欲が消えるのです。

もう1つのメリットは、食べすぎ、飲みすぎたあとの胃をいたわる効果です。

キャベツには、**特有の成分であるキャベジン（ビタミンU）が豊富**です。

食べものを消化するには胃酸が必要です。つい食べすぎたり飲みすぎたりしてしまうと、必要以上の胃酸が分泌されます。胃酸は多すぎると胃を傷つけます。キャベジンは、**胃酸の分泌を抑え、食べすぎ、飲みすぎで荒れて弱った胃の粘膜を丈夫**

にし、修復を助けます。

同時にビタミンCが豊富で、キャベジンと協力して疲れた肝臓も助けてくれます。

ところで、食べすぎを取り返すには何日必要だと思いますか？

1日の必要摂取カロリーは性別や年齢、身長と体重で変わってくるのですが、仮に2000キロカロリーの女性を想定してみましょう。

ちょっと食べすぎてしまって、3000キロカロリーもとってしまったとします。

その場合は、翌日から本来の摂取カロリーの8割の1600キロカロリーを目標にします。ポイントは、食べすぎた日とカロリーを減らした日の摂取カロリーの平均が、1週間で2000キロカロリーに近づくようにすること。平均2000キロカロリーにするために必要な日数を計算すると、3日間かかる計算になります。

3日間でカロリーを調整すると考えた場合、**1日に食べすぎてもいいカロリーは1000キロカロリー**です。

食べすぎにはキャベツが効く！

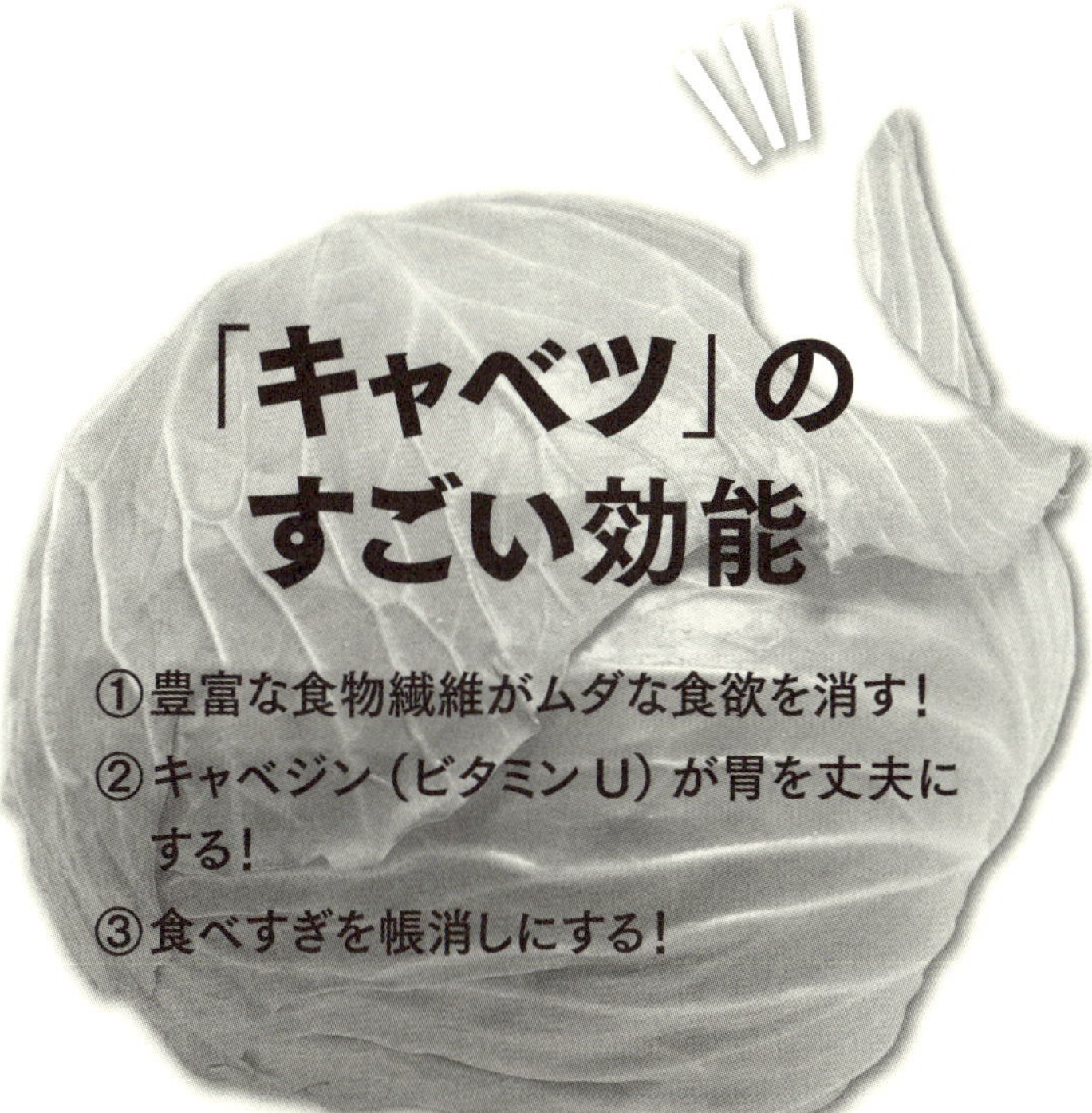
「キャベツ」の
すごい効能
①豊富な食物繊維がムダな食欲を消す！
②キャベジン（ビタミンU）が胃を丈夫にする！
③食べすぎを帳消しにする！

ですが、3日間も食事制限でカロリーを減らすのは大変。

そこで、**食事の中身を一部キャベツに置き換えてみる**のです。

外食のトンカツなどに添えてある刻みキャベツの量、約30gの2倍量を目安に食べます。

これを食べすぎた翌日から3日以内に4回以上食べるのが目標です。4回以上食べれば、キャベツを4分の1個ほど食べたことになります。

1日3食を必ず食べるとして、3日間で9回食事のチャンスがあります9回のうち4回食べるのが目標ですから、意識的に食べることが大切です。

毎朝、朝食にキャベツを取り入れると3回は確保できるので、目標が達成しやすくなります。刻んだ袋入りキャベツも市販されているので利用すると便利です。

ただし、マヨネーズで味をつけたコールスローサラダは脂肪がたっぷりなのでNG。ドレッシングをかけて食べるようにしましょう。ドレッシングはノンオイルタイプが最もおすすめ。和風、フレンチドレッシングでおいしく食べられます。

2 シメにラーメンを食べても太らない方法

「シメのラーメン」を食べても太らない——そんなすごい法則があります。

お酒を飲んだあとに、どうしてもラーメンが食べたくなったこと、一度はあるのではないでしょうか。さんざん飲み食いしたにもかかわらず、なぜか最後はラーメンでシメたくなる……その気持ちわかります。

なぜなら、これは**人体の正常な反応だから**です。

お酒を飲むと、肝臓がアルコールを分解しようと働き出します。そのとき肝臓は、炭水化物から得られる糖質をエネルギー源として働きます。お酒を飲めば飲むほど、体の中の糖質はどんどん消費されていきます。

また、アルコールには利尿作用があるので、体は糖質不足と同時に、水分不足になります。

だから、ラーメンという糖質と水分が豊富な炭水化物を体が求めることは、単純な反応なのです。不足しているものを補給しようとしているだけにすぎません。

ラーメンを食べてもいっこうに構いません。そうは言っても、お酒を飲んだあとに脂たっぷりのラーメンを食べるのですから、太らないほうが不思議というもの。

だからこそ、3つの法則で太らない対策をしましょう。

まず1つめの法則は、**おつまみに枝豆を2人前食べる**ことです。

枝豆は、低脂肪でビタミンB_1、B_2が豊富です。ビタミンB_1を0・19ミリグラム、B_2を0・09ミリグラムとることができます。これらのビタミン類は、**炭水化物や脂肪を分解する働き**があります。

居酒屋などで出てくる1人前の枝豆の量では、ラーメンの炭水化物や脂肪を分解するには足りません。必ず2人前を食べましょう。

2つめは、**翌日はいつもと同じ時間に朝食を食べる**ことです。

朝食は前日に食べすぎていても抜いてはいけません。朝食を抜いてしまうと、1日の食欲のリズムが崩れます。

食欲のリズムが狂うと、ムダな食欲を招くことになります。ちょっとした隙間時間に間食してしまったり、夕食の食べすぎを起こして逆に太るのです。

たとえ少量であっても、朝食はいつもの時間に食べましょう。


3つめは、**朝食を和風にする**こと。

和風の朝食は、ラーメンで食べすぎたカロリーを体の脂肪にしないための、ぴったりのメニューなのです。

理想を言えば、雑穀米のご飯、ワカメの味噌汁、キャベツ、卵や納豆のおかずなど、栄養バランスのいい食事をしてほしいところ。

しかし、前日の食べすぎや飲みすぎがたたって、朝から食欲が湧かないこともあるでしょう。

そんなときは、せめてワカメの入った味噌汁だけでも飲みましょう。

ワカメに含まれる食物繊維が、**余分なコレステロールの吸収を抑え、食べた食事を便として追い出してくれます**。乾燥ワカメなら、ひとつまみ以上入れるようにしましょう。

余裕があれば、玄米や雑穀米を食べるとベストです。

雑穀類は、食物繊維が多いほか、ビタミンB_1、B_2が豊富です。ビタミンB_1は、麺の炭水化物を、ビタミンB_2はチャーシューの脂身やスープの脂肪を代謝して体のエネルギーにしてくれます。

おかずを食べるとしたら卵焼きや納豆、タラコを食べましょう。これらは、タンパク源です。タンパク質をしっかりとると、体がカロリーを体温として消費しようと働き出します。

さらにこれらの食品はビタミンB_1、B_2が豊富。自然に炭水化物と脂肪も分解してくれます。

3 「塩」ラーメンは「とんこつ」より200キロカロリーも得

ラーメンはスープで選ぶ――それだけで、摂取カロリーを減らすことができます。

ラーメンは食べたいけど、太りたくない……。そんな人におすすめなのが**「太らないラーメンの食べ方」**です。

あなたは、ラーメンのカロリーの決め手をご存じですか？

ラーメンのカロリーは主に麺とチャーシューで決まります。麺の量は、どの店でも類似した量です。塩、しょうゆ、みそ、とんこつなどスープは様々でも、麺とチャーシューという具はだいたい使われていますよね。

じつは、使われている具は同じでもスープの種類によってラーメンのカロリーは変わります。

いったい、なぜでしょうか。

ラーメンのスープの味は溶け込んでいる脂の味が決め手です。おいしさを感じるうま味成分や塩分もスープの脂に包まれています。

ラーメンの味は、そういったスープの味とその味にマッチする具とが合わさることで完成します。

脂肪の少ないあっさり味のラーメンには、脂肪の少ないメンマや低カロリーの赤身のチャーシュー。脂肪の多い濃厚な味のラーメンには、高カロリーの脂身の多いチャーシューを組み合わせることで調和をとっているのです。

つまり、**あっさり味のスープのラーメン**を選べば、**具の脂肪量も減る**ので、**自然にカロリーが低くなる**ということ。味が濃厚なスープだと具の脂肪量も多く、カロリーも高くなります。

ラーメンのスープはあっさり味を選ぶ——これが太らないラーメンの食べ方なのです。

私がおすすめするスープは、**しょうゆ、塩、トンコツの順**です。

塩のスープは最もカロリーが低いのですが、塩分が多いところが少し気になります。

しょうゆのスープは塩ベースよりも塩分が低めのお店が多く、塩分のとりすぎを防ぎます。

みそ味は、トンコツみそ味があるなど、脂肪の多いスープとブレンドしてあることがあるので要注意。あらかじめ脂肪が少なめのスープベースなのかを確認しましょう。

また、自分でラーメンをつくる場合は、「太らない具」にこだわることが重要。

おすすめは野菜炒めです。

チャーシュー2枚、もしくは豚肉の赤身60グラム（薄切り2～3枚）と野菜の組み合わせです。

必ず使うのは、ボリュームがあってカロリーの低いもやしと、豚肉に豊富なビタミンB_1の効果を引き出すアリシンを含むニラと白ネギ。ちなみにアリシンとはニラやネギ、ニンニクのニオイ成分のこと。ビタミンB_1と結合し、加熱に強くなる特徴があるので、調理によるビタミンB_1の損失を少なくします。

野菜炒めはこれしかない！　というぐらい断トツでおすすめの具です。

野菜には塩分を体から追い出すカリウムが豊富なので、スープの余分な塩分も気にならなくなります。量は手でグーの形をつくったぐらいが理想的です。

ワカメもおすすめの食材。ワカメはカロリーがほとんどなく、食物繊維が豊富です。スープに含まれる余分なコレステロールを外に出す働きがあります。ワカメは日頃食べる回数が少ないので、しっかり食べておきましょう。

ほかには、煮卵がいいですね。卵はタンパク質だけでなく、ビタミンやミネラルも豊富です。麺の炭水化物やスープの脂肪をエネルギーに変えるビタミンB_1、ビタミンB_2がしっかり入っています。

ただし、ラーメンは脂肪分の多い食べものに変わりはありません。食べすぎには注意しましょう。

スープの種類でカロリーはこんなに違う！

塩ラーメン
444キロカロリー

しょうゆラーメン
486キロカロリー

みそラーメン
532キロカロリー

トンコツラーメン
661キロカロリー

トンコツみそラーメン
706キロカロリー

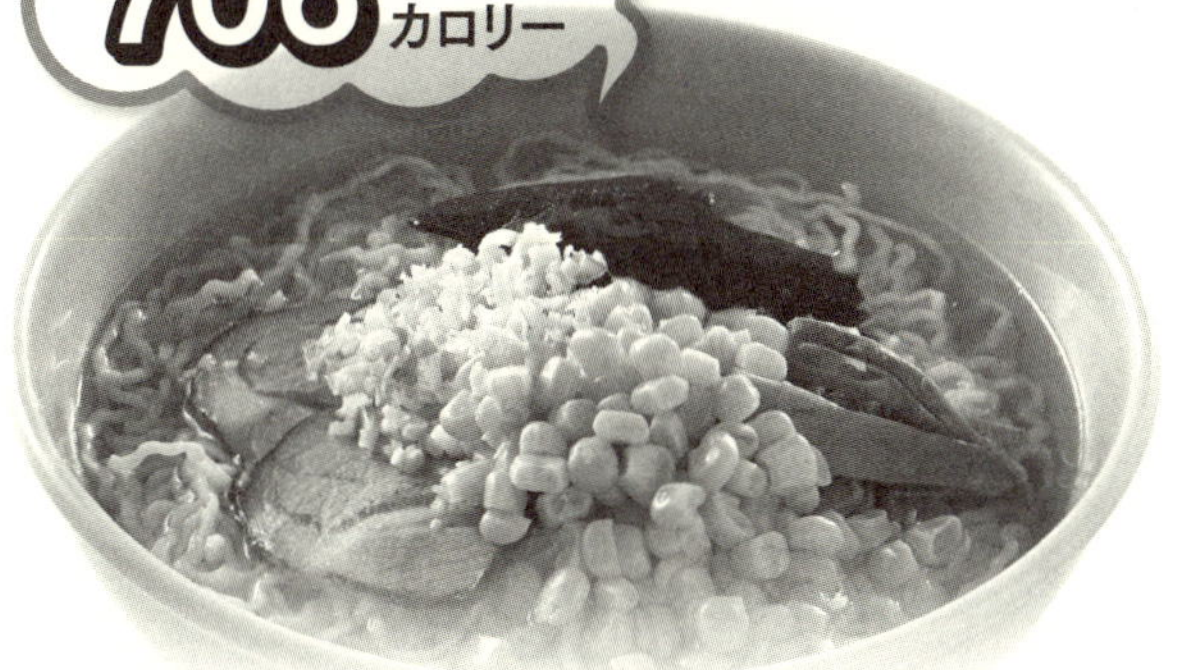

4 アイスクリームは100円程度の商品がおすすめ!

アイスクリームは値段で選びなさい!――おすすめは100円前後のものです。なぜなら、値段が安いものほど、カロリーが低いからです。100円前後の安いアイスクリームなら、150ミリリットル程度を食べても大丈夫です。

同じサイズでも、200円を超えるような高級なアイスクリームを食べると、濃厚な味だなぁ、と感じませんか?

あの濃厚な味の秘密は、「**乳脂肪**」です。アイスクリームは値段の高さに比例して、含まれる乳脂肪の値が高くなります。乳脂肪が多くなると、味も濃厚になるのです。

しかし、乳脂肪が多いと、同時にカロリーも高くなります。つまり、高級アイスクリームを食べると太ってしまうのです。

一方、100円程度の棒アイスには、乳脂肪がほとんど含まれていません。また、安いカップアイスにも乳脂肪があまり入っていません。**乳脂肪が少ない分、カロリーが低い**のです。

食べてもいいアイスの基準は3つ。価格が**100円前後**、カロリーは**200キロカロリー程度**、容量は**150ミリリットル以下**です。

私のおすすめは、グリコの「牧場しぼり」シリーズ。価格は100円前後なのに容量は120ミリリットルとたっぷりあります。バニラ（175キロカロリー）、ストロベリー(163キロカロリー)、ラムレーズン（180キロカロリー）とカロリーも低め。ほかには、森永の「Pino（ピノ)」。1個10ミリリットルの粒6個入りが、1箱186キロカロリー。ロッテの「クーリッシュ　バニラ」は140ミリリットルで153キロカロリーです。

カロリーが低いと言っても、積み重なるとそれなりのカロリーになります。週に

3回までが目安です。

また、夜の10時以降は控えましょう。飲み会の最後にデザートとして出ることがありますが時間に要注意。遅い時間のアイスクリームは太るもとになります。

人間は生まれつき体内時計を持っています。この体内時計は時計遺伝子によってコントロールされています。

じつは、この時計遺伝子の中に体重に大きくかかわる遺伝子が存在するのです。それが「BMAL1《ビーマルワン》」。この遺伝子は、脂肪の合成を促す働きがあります。BMAL1は夜10時～深夜2時に最も量が増えます。この時間帯に食べると、食べたものがどんどん脂肪にされてしまうので太るのです。

ちなみにアイスの味は**バニラが一番おすすめ**。

たくさんあるアイスクリームの味の中で最もプレーンだからです。

チョコや抹茶味はカロリーが高め。特に抹茶味は要注意。和食のイメージとは裏腹に、苦みを消すために砂糖が多めなのです。

太らないアイスクリームはどっち？

たとえば…

	ハーゲンダッツ ミニカップバニラ	差	グリコ牧場しぼり 濃厚バニラ
価格	203円	高 112円 安	91円
容量	110ミリリットル	少 10ミリリットル 多	120ミリリットル
カロリー	244キロカロリー	多 69キロカロリー 少	175キロカロリー
脂質	16.3グラム	多 7.8グラム 少	8.5グラム

価格は著者在住近辺のスーパーマーケット調べ

おすすめ

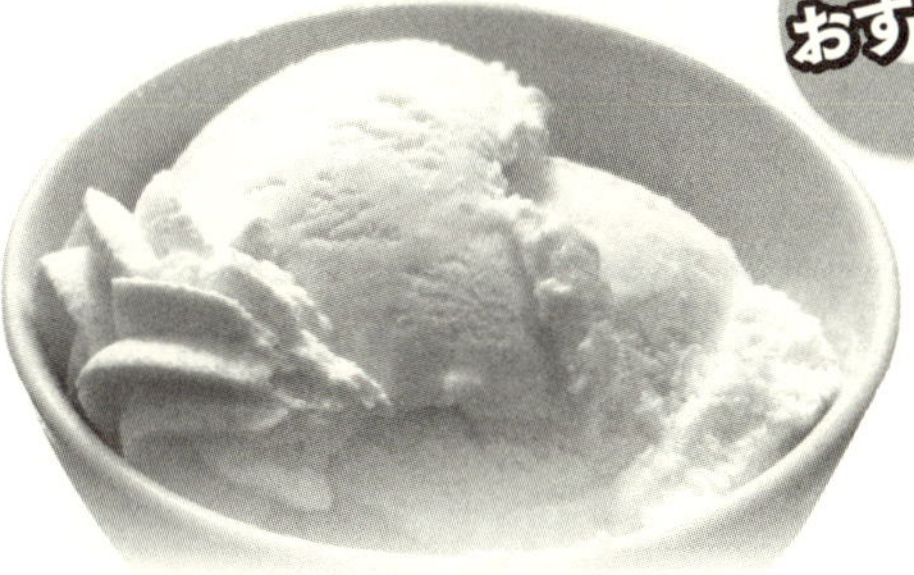

5 「食べても太らないスイーツ」第1位はシュークリーム

食べても太らないスイーツ——なんとも嬉しいスイーツがシュークリームです。1個でしっかりとボリュームがあるのに、意外に低カロリー。ショートケーキが1個約446キロカロリーなのに対し、シュークリームは約240キロカロリー。なんと、約半分なのです。

シュークリームは、**スイーツを食べるときにほしくなる味わいをすべて持っています**。たとえば、カスタードクリームは多くのスイーツに使われている材料。ケーキにつきものの生クリームが入っているタイプもあります。

シュークリームの皮も、スポンジのようなふわふわ感があるもの、タルト生地のような硬めのものが選べます。

味はしっかりとスイーツのテイストを楽しめるのに、カロリーが約半分なのはなぜでしょう？

それは、**ショートケーキに使われているスポンジ生地がない**からです。

スポンジケーキは、砂糖をたっぷりと使います。しかも高級品になると、さらに甘いシロップをしみ込ませてショートケーキに仕上げるのです。

シュークリームには砂糖がたっぷりのスポンジケーキが使われていないだけで、カロリーがグッと減っているのです。

シュークリームにはもう1つの特徴があります。

それはサイズに幅があること。

コンビニのスイーツコーナーを覗いてみても、小さいシュークリームはありますが、小さいケーキはほとんど見かけません。

たとえば、セブン‐イレブンには「プチシュークリーム」が6個入りで売っています。1個のサイズは、親指と人差し指で輪をつくったぐらいのものです。

ちょっと甘いものが食べたいときなら、そうした小サイズのシュークリームを3～4個食べましょう。セブン‐イレブンのものは、1個あたり29キロカロリーと低カロリーですし、**食べたいものを食べているので、ムダな食欲も消えていきます**。

それ以上にしっかりと食べたければ、ミニサイズのものを5～6個食べましょう。それだけ食べれば、「たくさん食べた」という満足感が得られます。ミニサイズなら5～6個食べてもショートケーキ1個のカロリーのほぼ半分です。

シュークリームをサイズで食べ分ける——スイーツを食べても太らないコツです。

1日のおやつのカロリーは200キロカロリーまでが目安。シュークリーム以外では、**コーヒーゼリー**、コンビニの**ティラミス**や**ベルギーワッフル**がおすすめ。

洋菓子はおいしいと感じるものほどカロリーが高くなる傾向があります。しかし、コンビニのティラミスは、おいしく仕上げてあるものの、サイズが小さいのでカロリーをうまく調節できるのがよいところ。

仕事帰り、がんばった自分へのご褒美に甘いものを買おうと、コンビニに立ち寄った際は、今あげたスイーツから選んでみてください。

逆に、「これは太る！」というスイーツがあります。ベイクドあるいはレアチーズケーキ、モンブラン、みたらし団子です。

チーズケーキは、たっぷり使ってあるチーズに含まれる乳脂肪が多いために高カロリーです。レアのほうがカロリーは低そうですが、サワークリームや生クリームをふんだんに使うのでベイクドとほぼ同じカロリーです。

モンブランは、絞り出してある栗のクリームにバターがたくさん練り込んでありります。バタークリームと言っても過言ではなく、カロリーが跳ね上がるのです。

みたらし団子は和菓子なのでカロリーを低めに考えがちですが、一度に食べる団子の量が案外多いことと、甘辛いたれに砂糖がかなり含まれています。

この3つのようなスイーツ類を食べたら、翌日3～4日は間食を食べないと決めましょう。**間食ゼロの日をつくって1週間の平均でバランスをとるようにする**のが食べても太らないコツです。

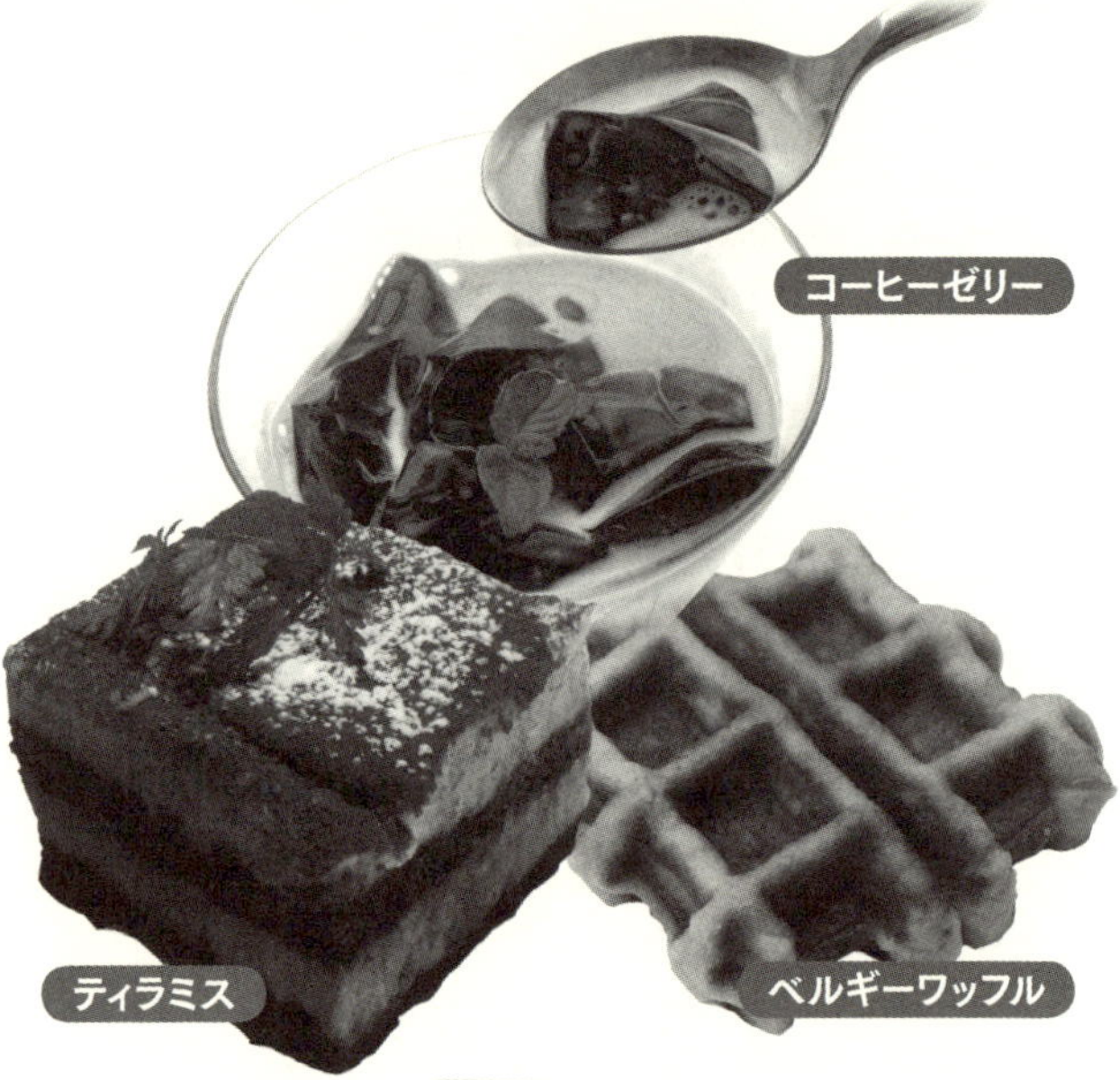
コーヒーゼリー
ティラミス
ベルギーワッフル

スイーツを選ぶポイント

① 200キロカロリーを目安にする。

② なるべく小さいものを選ぶ。

③ チーズやバターに注意。

シュークリームなら、食べても太らない！

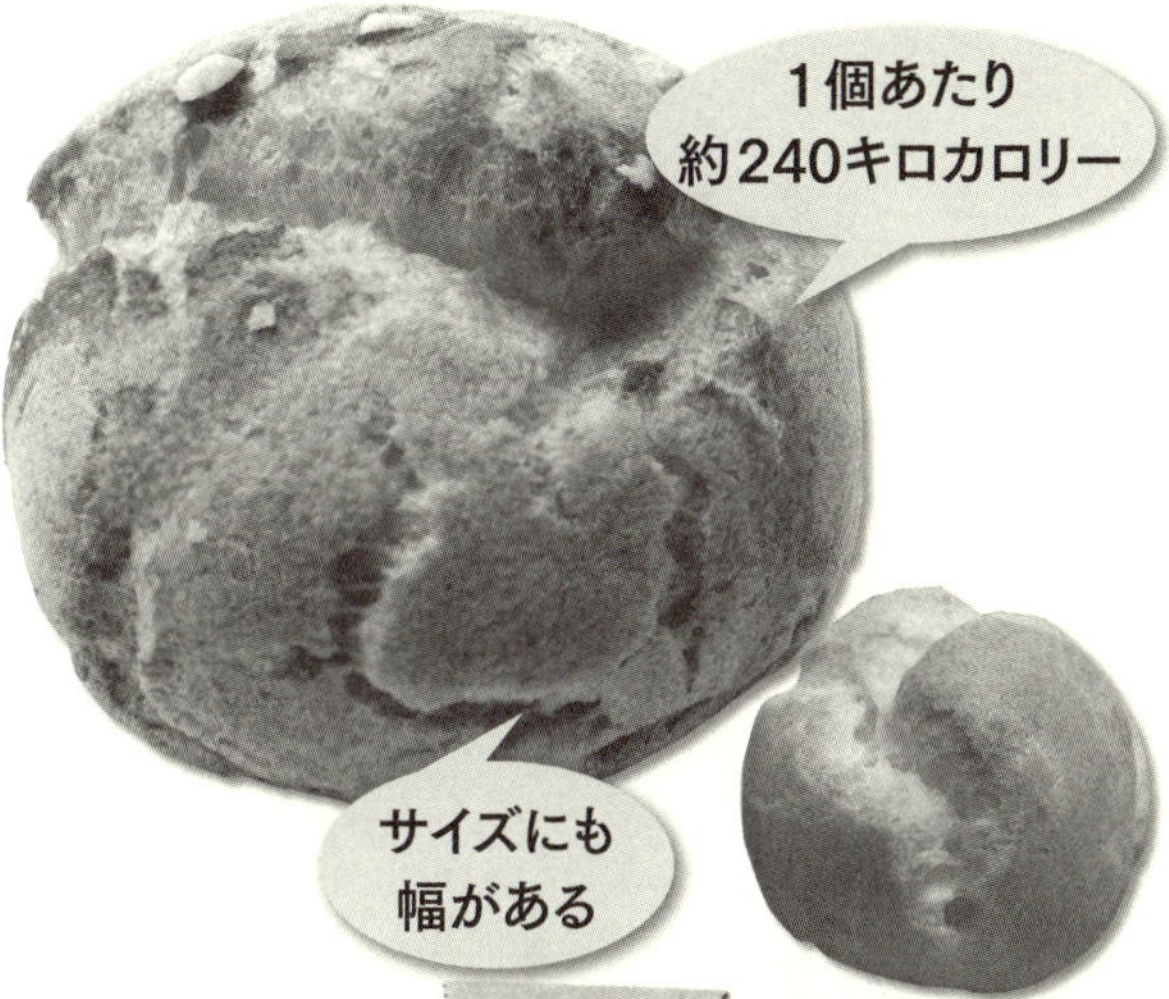
1個あたり
約240キロカロリー
サイズにも
幅がある

シュークリームのカロリー一覧

セブン-イレブン	ミルクたっぷりとろりんシュー	218キロカロリー
	プチシュークリーム（6個入り）	1個あたり 29キロカロリー
山崎	北海道産牛乳のカスタード & ホイップシュー	267キロカロリー

実際に購入して調査。

6 焼肉は「カルビ・ハラミ」より「タン・ロース」

焼肉を存分に楽しんでも太らない――とても簡単、「脂」に注意するだけです。

たったそれだけで、焼肉を食べすぎてしまったと後悔しなくなります。


では、何をどのように注文すればいいのでしょうか。

まず、**メニューを見る前にすべてのオーダーを済ませてしまうこと**がコツです。

食べたいメニューを最初に決めて、注文してしまうのです。最初に注文を終えておくと、食べている途中でお腹が膨れてくるため、自制が利いて、ムダな注文をしなくなります。

具体的に注文するものは食べても太りにくい肉――**タンとロース**が断然おすすめ。

タン・ロースを選べば太らない！

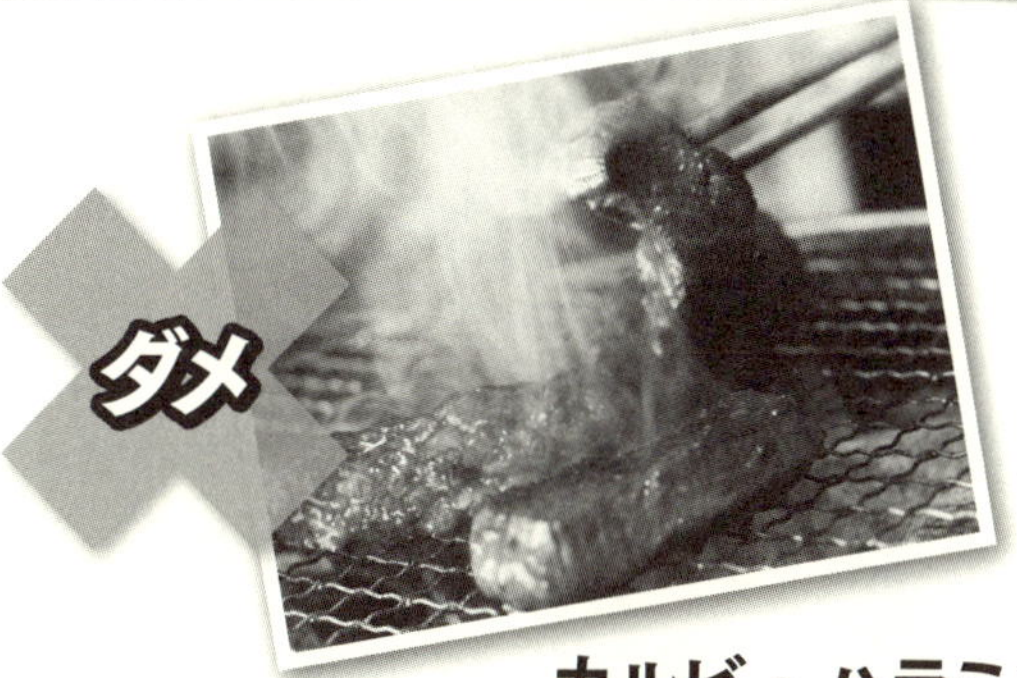

カルビ・ハラミ（タレ）

501 キロカロリー　**507** キロカロリー

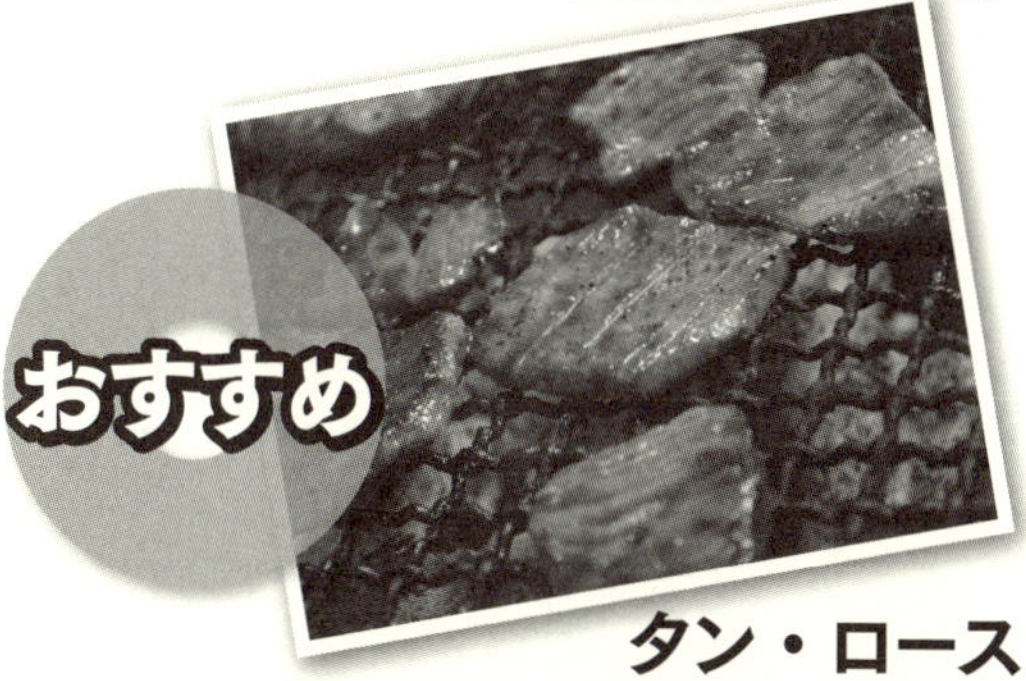

タン・ロース（塩）

270 キロカロリー　**318** キロカロリー

脂に注意するとは、要するに脂が多い肉を控えるということ。そうは言っても、せっかく焼肉を食べるのですから、しっかり脂ののった肉を食べたいものです。

タンとロースは、脂がのっているにもかかわらず、どちらも塩で食べれば300キロカロリーほどしかありません。

最初にこの2つを食べておくと、焼肉での満足感がグッと高まります。

次に、値段の安い肉、つまり「特選」や「上」「和牛」の表記のついていないものや、ヒレやホルモンなどの内臓系を中心に選びましょう。

値段が安い肉やホルモンは、脂肪が少ないのです。また、ホルモンは固めのコリコリとした食感を楽しむもの。自然と噛む回数が増えるのもおすすめの理由。

このほか、たれで味つけしてあるものより、塩味のほうが調味料の差でカロリーは低めです。

焼肉は、**「脂肪が少なめの肉を塩味で」**が太らないコツなのです。

7 居酒屋で「食べても食べても太らない」法

ビールと唐揚げ——お酒と相性のいいおつまみは、しっかり食べてもＯＫです。唐揚げが好きな人も「太るからガマンしよう」などと、よけいなストレスをためるのはやめましょう。**お酒の席でストレスをためないことが、結果的にあなたを太らせない**からです。

そもそも、お酒を飲むときは楽しいでしょう？

楽しい気持ちのときに、食べたいものをガマンしてもいいことはありません。ガマンをするとストレスがたまり、それがムダな食欲につながってしまいます。

「食べてはいけない」とガマンしてストレスをためると、体の中で自然に働いていた食欲を高めるホルモンが増えてしまいます。つまり、**ガマンすればするほど食欲が抑えられなくなる**のです。それならば、食べてスッキリとストレスを軽くしたほうが、結果的にムダな食欲を抑えることにつながります。

お酒と相性のいいおつまみは、唐揚げや餃子、ピザなど高カロリー、高脂肪のものが多いです。居酒屋で人気の高いメニューは、ダイエットの大敵とされている料理がほとんどなのです。

ですが、太るとわかっていても食べたいときはおいしくいただきましょう。**思い切り食べることで、かえってダイエットのストレスが解消される**のですから。

カロリーオーバーになってしまったのなら、別の日に調節すれば大丈夫。翌日から3日程度は、いつも食べている量の8割程度に抑えておけばいいのです。

私も飲み会では、唐揚げと餃子が大好きで一番に注文します。ほかにも枝豆、砂肝串、レバー串が定番です。栄養的な意味もありますが、純粋に好きだから食べています。

管理栄養士おすすめの居酒屋メニュー

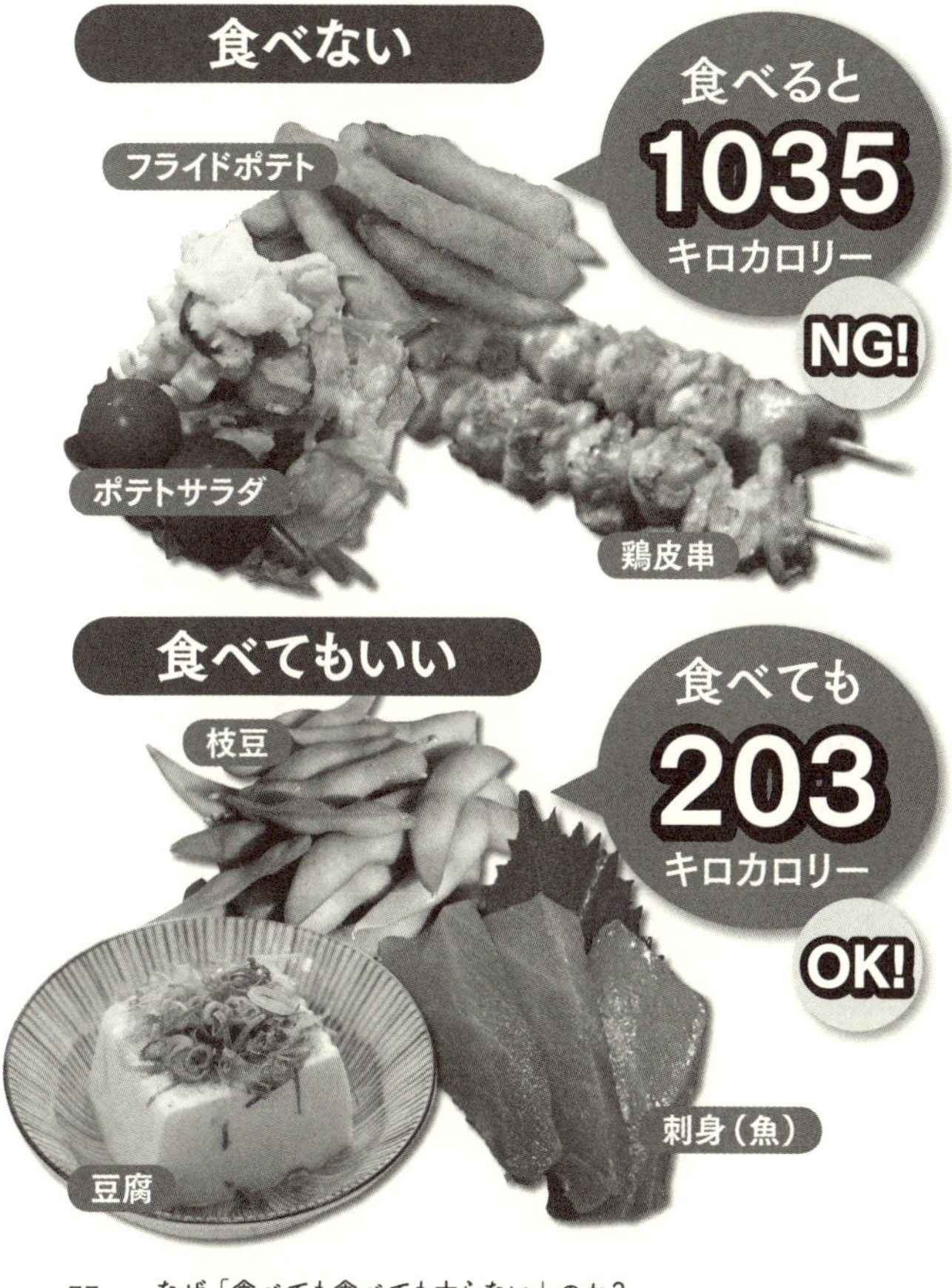
食べない
食べると
1035
キロカロリー
NG!
フライドポテト
ポテトサラダ
鶏皮串
食べてもいい
食べても
203
キロカロリー
OK!
枝豆
刺身（魚）
豆腐

逆に絶対に注文しないのが、フライドポテト、ポテトサラダ、鶏皮串です。これらは、どれも少しの量でも脂肪とカロリーが高いのです。すでに唐揚げと餃子というカロリーが高めの料理を食べているので、さらに追加すると、次の日以降で調節できる許容範囲のカロリー量である1000キロカロリーを超えてしまいます。

それでも、フライドポテトは誰かが必ず注文するので、何口かは食べています。まったく食べないというようなストイックなことはしていません。

ただし、唐揚げに限らず、揚げものを堪能するときは、一緒に食べる料理はカロリーが低めなものを選びます。カロリーが低めのおつまみは、野菜や豆腐、魚料理。しかも「揚げてない、マヨネーズ味でない」というものです。自然にカロリーが高いものを食べるときはカロリーの低いものと一緒に食べて、**1食のカロリーオーバーを少なくする習慣**がついているからです。

77ページの図を見てください。私が唐揚げと餃子以外で、よく食べるメニューの合計は2033キロカロリー。一方、食べないメニューの合計は1035キロカロリーでその差は832キロカロリーもあります。同じメニュー数でも選び方でこんなにも違うのですね。

太った管理栄養士からダイエットの指導を受けても信用ならないでしょうから、日頃から**「食べても太らない食事」**を心掛けています。

結局ガマンせずに食べているので、辛いと思ったことはありません。

8 おすすめの寿司ネタは「アジ、イカ、ブリ、ヒラメ」

寿司は選び方に要注意――ヘルシー食にも高カロリー食にもなるのです。

寿司は油で調理しないので、**基本的には低脂肪の健康食**です。

しかし、選び方を間違えると、とたんに高炭水化物（糖質）、高脂肪の太るメニューに姿を変えてしまいます。

では、どんなお寿司が高炭水化物、高脂肪になるのでしょう？

お寿司はご飯の炭水化物の割合が高く、全体の6～7割程度を占めています。だから、ご飯を多く使ったものを食べすぎれば当然太るもとになります。たとえば、ちらし寿司や海鮮丼、巻き寿司、押し寿司、いなり寿司は、すべて高カロリー食と言えます。

寿司が高脂肪食になってしまう原因はネタにあります。ツナマヨやカニかまサラダのようなマヨネーズを使ったネタは脂肪が多く、カロリーが高くなるのです。ツナマヨは166キロカロリー、カニかまサラダ153キロカロリー、コーンサラダ132キロカロリー。マヨネーズの96パーセントは脂肪です。脂肪をたくさん食べれば太ってしまうのは当然のことですよね。

太らないお寿司の選び方のコツは、**ご飯の量が少なく、ネタがマヨネーズ味でないものを選ぶ**ことです。つまり、**にぎり寿司こそヘルシー食**なのです
にぎり寿司は、ご飯の量が少なく、炭水化物の量を自然に少なくできます。

にぎり寿司のネタは魚介類に限ります。刺身なので良質なタンパク質が多く、脂肪量は最低限です。しかも魚介類には、ご飯に含まれる糖質の代謝を促進するリジンというアミノ酸が豊富です。ちなみに、アミノ酸とはタンパク質を構成する成分のこと。タンパク質をつくっているもの、と覚えておいてください。

魚介とご飯を一緒に食べると、リジンによってご飯の糖質がエネルギーとして消

費されます。すると、余分なカロリーとして残りにくくなるのです。

特に**タイ、ブリ、ヒラメやアジ**を食べるとダイエット効果が高まります。これらの魚には、炭水化物を燃焼させるために必要なビタミンB_1が豊富だからです。

にぎり寿司なら**低脂肪、低カロリー、高タンパク質の理想的なダイエット食**になるのです。たとえば、イカは80キロカロリーしかありませんし、脂質もわずか0・4グラムしかありません。

また、にぎり寿司のよさは1貫ずつ食べられることにあります。小さいものを何回にも分けて食べることにより、食べる動作の回数が増えます。これが脳に満腹感を与える刺激として伝わり、適量で満足できるのです。満足感を得られると食欲も自然に抑まります。

お寿司と言えば、回転寿司を想像する人が多いのではないでしょうか？　お寿司が安価で気軽に食べられて本当に便利ですよね。

ただし、回転寿司は次々とにぎり寿司が流れてくるので食欲をムダに刺激してしまう弊害もあります。見ていると、ついつい手が伸びてしまいます。

そんなときは、**お茶を1杯飲んで、お腹を膨らませてあげる**と、食べすぎを防ぐことができます。食前に水分をとると、食欲を促すホルモンの分泌が抑えられて、ムダな食欲が消えていきます。

女性なら6皿、男性なら7〜8皿程度が太らない量の目安です。

回転寿司で私が必ず食べるネタはアジです。

炭水化物は余ると脂肪に変化して体にたまってしまいます。そこで、**炭水化物を代謝してエネルギーに変えるビタミンB_1が豊富なアジ**がおすすめなのです。

ビタミンB_1は熱に弱いので、生で食べる寿司はビタミンB_1をとるのに非常に効率がいいのです。

アジはおろしショウガと一緒に食べると、ショウガの辛味成分のジンゲロンが食べたカロリーや体にたまった脂肪を燃やすサポートをしてくれます。

9 豚キムチ、ちゃんこ……食べても食べても太らない鍋

お腹いっぱい食べても太らない——むしろダイエット効果まであるのが鍋物です。鍋物には肉や魚のほかに白菜やしいたけなどのキノコ類といった野菜がつきもの。この**野菜を目一杯食べると確実にやせます**。

太らない鍋物のつくり方はとてもシンプルです。たっぷりの野菜、たとえば白菜やキャベツ、にんじん、白ネギ、春菊などと赤身の豚肉を100～150グラム入れて、お腹いっぱい食べるだけです。

野菜たっぷりの鍋物は、低カロリーで低脂肪の料理です。比較してみると明快ですが、野菜の多いちゃんこ鍋は1人前421キロカロリー、肉の多いすき焼きは1人前862キロカロリーです。

鍋物は野菜嫌いの人でも、具になる肉や魚のだしの味が絡んで、食べやすくなります。

鍋物には様々な種類がありますが、どれも野菜を煮ることには変わりません。野菜は煮るとカサが減ります。カサが減って、生の状態の分量よりもたっぷり食べやすくなります。たくさん食べても野菜はカロリーが低いので、量を気にする必要はありません。

野菜からは、食物繊維を多くとることができます。食物繊維の多い食材、白菜やキャベツの芯の部分、きのこ類、春菊などはよく噛まなければ食べにくいものです。しっかり噛むことが刺激になり、満腹感を得ることができます。**食物繊維の多い食材は消化しにくい特徴があるので食後の腹持ちもよくなります**。

さらに噛む回数が増えることで、ストレスが解消されます。モグモグとリズミカルに噛むことで、ストレスに対抗する力のある脳内物質――セロトニンが脳内で増えるからです。

もちろん、ビタミン・ミネラル類も豊富にとることができます。このビタミン・

ミネラル類は炭水化物や脂肪の燃焼を活発にさせ、食べたものをすぐにエネルギーとして消費してくれます。当然食べたカロリーが使われてしまうため太りません。

野菜以外の鍋物の具としておすすめなのが赤身の豚肉です。豚肉は鍋物のスープにコクのあるだしを与えておいしさが増します。しかも味だけでなく、ビタミンB_1が豊富です（豚肉：もも100グラムで90ミリグラム）。ビタミンB_1は炭水化物を体にため込まずに発散させる効果があります。

では、具体的に私がベストと考える鍋物をご紹介します。

1位は豚キムチ鍋。メインの食材は赤身の豚肉の薄切りを1人前につき4～5枚、100～120グラム、キムチ、ニラです。味つけはキムチだけで、量で辛味を調節します。ニンニクとニラのニオイのもとであるアリシンは豚肉のビタミンB_1の効果を効率よく引き出します。キムチ鍋を食べるとたくさん汗をかきます。それはキムチの辛味成分カプサイシンの効果です。**カプサイシンには発汗作用だけでなく、脂肪燃焼効果**もあります。キムチ鍋を食べて、汗をたくさんかくことが脂肪燃焼に

たくさん食べてもやせる鍋物

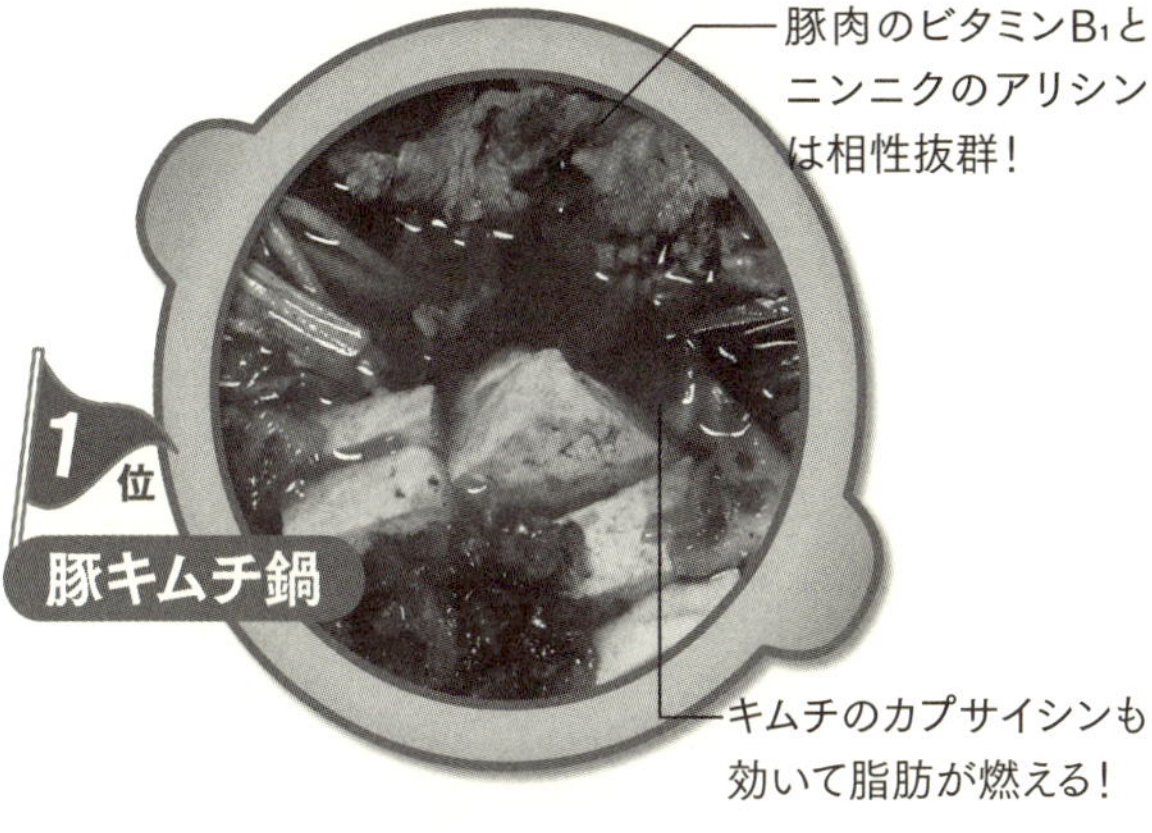
豚肉のビタミンB_1と
ニンニクのアリシン
は相性抜群！
1位
豚キムチ鍋
キムチのカプサイシンも
効いて脂肪が燃える！

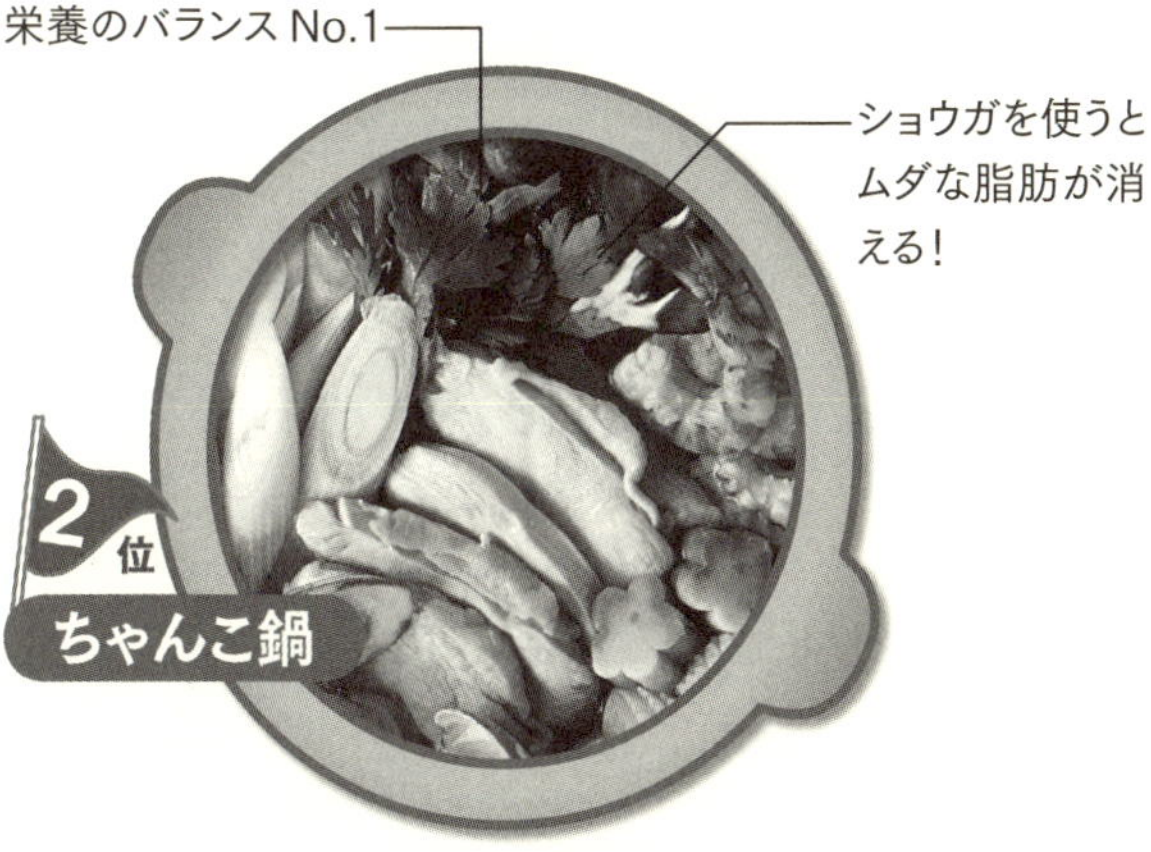
栄養のバランスNo.1
ショウガを使うと
ムダな脂肪が消
える！
2位
ちゃんこ鍋

つながります。

2位はちゃんこ鍋。私が一番よくつくる鍋です。メインの食材は豚肉とタラやサワラなどの鍋用の魚。野菜やきのこ類はお好みですが、使う食品数を多くするのがコツ。8～10種類くらいは入れたいものです。食品数が多いほど栄養のバランスがとれるからです。

特にビタミンCと食物繊維が多いキャベツ、低カロリーでボリュームの出るもやしを使うのがおすすめ。具材に油揚げを入れると味に深みが増してグッとおいしくなります。魚の臭み消しと味つけに必ず刻みニンニクとショウガを入れましょう。

ショウガの辛味成分のジンゲロンが体にたまった脂肪を燃やします。

きりたんぽ鍋もおすすめです。食物繊維が豊富なゴボウとまいたけ、糸コンニャクをたっぷり入れます。まさに食物繊維鍋で、便秘を解消してお腹を凹ませます。もちろん腹持ちも抜群。カロリーの低い食材が中心ですが、ご飯をぎゅっと握ったきりたんぽは、食べすぎると糖質過多になるので少なめに食べましょう。

10

ビールを「飲んでも飲んでも太らない」法

ビールを飲んでも太らない――ビール好きにはとっておきのコツがあります。

それは、**おつまみの食べ方をほんの少し工夫する**こと。それだけで、ビール好きにとっての悩みのタネ「ビール腹」を防ぐことができるのです。

ビール腹というのは、下腹がポッコリと出てしまったお腹のことです。スーツを着てもベルトの上にお腹の脂肪がのっかっていたら、どうしても格好がつかないですよね。

ビール腹と言われると、ビールを飲みすぎると太る、というイメージを持ってしまいます。じつは、ビール腹というのは、ビールを飲んで太った体のことを揶揄《やゆ》したのではなく、「ビール樽のような丸いお腹」が語源です。

ビールをはじめ、お酒のカロリーは飲んですぐ体温として発散されます。お酒を飲むと体が温まるのがその証拠です。

ただし、肝臓で分解できる量を超えるお酒は、余計なカロリーになってお腹周りの脂肪になるので要注意。たとえば、顔が赤くなる、頭痛がする、足もとがふらつく、気持ちが悪くなる、二日酔いになるほどの量です。

たとえ節度を守ってお酒を飲んでいても、太ってしまうことが多いのも事実。その原因は、一緒に食べるおつまみの選び方を間違えているからです。

お酒を飲むならビール——私がそうおすすめする理由は、ビールが様々なお酒の中で、最も「相性のよいおつまみの種類が豊富」だからです。唐揚げ、ピザ、焼き鳥はもちろん、枝豆や豆腐などと合わせてもサッパリとおいしく飲めます。

ビールなら、**どんなおつまみを選んでも、お酒の席を楽しめる**のです。

お酒の席はストレスをためず、自由に楽しむべき。

そうは言っても、どうしてもカロリーが気になります。こんなに食べたり飲んだ

ビールと相性抜群！　太らないおつまみ

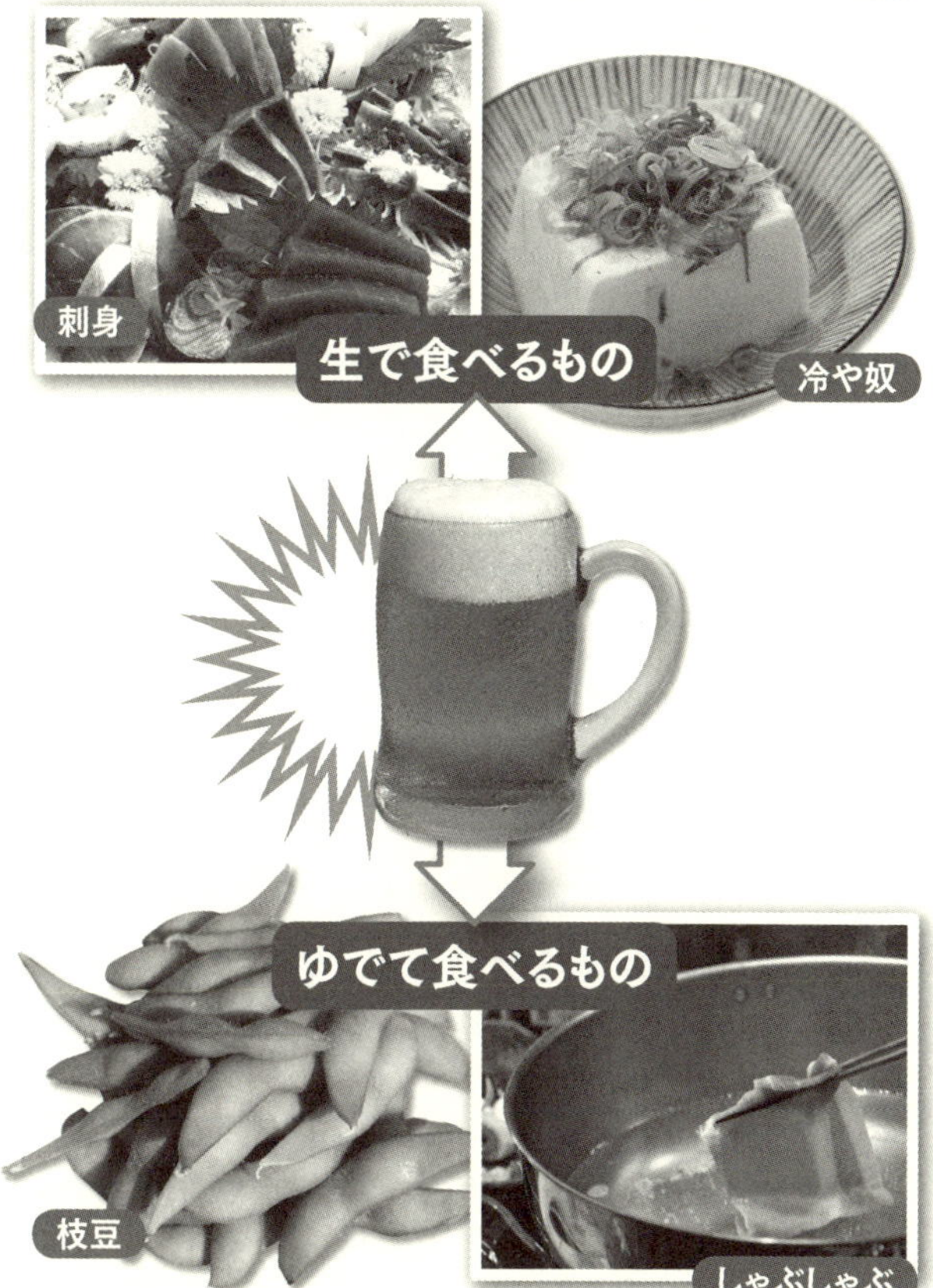
刺身
生で食べるもの
冷や奴
ゆでて食べるもの
枝豆
しゃぶしゃぶ

りして太ったらどうしよう……。そう感じるとお酒の席を存分に楽しめなくなってしまいますよね。

そこで私はおつまみの食べ方を工夫することにしたのです。このおつまみとビールを合わせることで、「満足するまで食べても飲んでも太らない」を叶えました。

おつまみの選び方は**低カロリー、高タンパク質のメニュー**を基本とします。

低カロリーであることは「量を気にしながら食べる」というストレスから解放されます。

高タンパク質であることは、お酒の害から肝臓を守ります。肝臓がアルコールを分解するときにはタンパク質が必要です。肝細胞はお酒のアルコールを解毒しようと奮闘し、次々に壊れていきます。それをタンパク質が修復してくれるのです。食事をしながら、カロリーを体温として発散する効果があるのも見逃せません。

では、具体的に何をおつまみに選べばいいのでしょう？

まずは太るおつまみをしっかり把握しましょう。おつまみで太る原因は2つ。1

つは脂肪の量が多いこと。もう1つは量を食べすぎてしまうことです。

たとえば、ピザやフライドポテトは太るおつまみの代表です。

逆に考えれば、脂肪の量が少なく、食べすぎることがないものが太らないおつまみです。具体的には**「生で食べるもの」**と**「ゆでて食べるもの」**です。

生で食べるものは、刺身や冷や奴、大根やレタスを使った生野菜のサラダ、海藻のサラダ、タコときゅうりをあえた酢のもの、かまぼこやさつま揚げなどの練りもの、チーズなどです。

刺身はタイ、ブリ、アジ、シメサバやサーモンがおすすめ。お酒を分解して余分な脂肪として体にため込まないようにする働きを持つビタミンB1が豊富なのです。肝臓を癒やすタウリンが豊富なホタテ、タコ、イカもいいですね。

ゆでて食べるものは、枝豆やしゃぶしゃぶ、温野菜のサラダ、味つき卵などです。

刺身やしゃぶしゃぶなどの魚や肉は100~150グラム、サラダ類は両手に1杯、チーズやほかのメニューは小皿、あるいは小鉢1杯分ぐらいが目安量です。

食べ合わせを工夫し、上手にお酒を楽しみましょう。

11 アーモンドは「脂肪、糖質を分解する」最高のおつまみ

どんな種類のお酒に合わせても太らないおつまみ——それがアーモンドです。

アーモンドには、**ほかのおつまみで食べた脂肪や炭水化物をその場で燃やし、分解してしまう働き**があります。

先述したように、お酒のおつまみは高カロリー高脂肪のものを選びがちです。だからこそ、アーモンドの効果が際立ちます。

そんなアーモンドの嬉しい効能の秘密は、豊富に含まれているビタミンB_2にあります。1回に食べる量として約25粒。それだけ食べればビタミンB_2が0・33ミリグラムもとれます。

脂肪を燃焼させ、体脂肪を分解するだけでなく、炭水化物の代謝を促進して、余

分なカロリーが体にたまるのを防いでくれます。

ほかにも、アーモンドにはビタミンはもちろん、カルシウムやマグネシウムといったミネラルが豊富に含まれています。

ミネラルとは体の構成成分になり、機能の維持や調節に欠かせない微量栄養素です。カルシウムは骨や歯の主成分で、マグネシウムは血圧や体温を調節するなど、様々なところで働いています。

その中でも、マグネシウムの含有量が豊富なことは見逃せない特徴の1つ。

ナッツ類ほどマグネシウムが豊富に含まれている食品はほかにありません。

たとえば、ミネラルが豊富に含まれていることで有名な牛乳はコップ1杯、200ミリリットルあたりのマグネシウム含有量は20ミリグラム。それに対して、アーモンドは1食分、約25粒で81ミリグラムと4倍も含まれています。

マグネシウムにはカルシウムとバランスをとって神経を落ち着かせる効果があり

ます。この働きから、ストレスによる食べすぎを自然と防いでくれるのです。

さらに、ビタミンB群と協力して、炭水化物、脂肪など太るもとになるものを、どんどん代謝して燃焼させてくれます。

お酒のアルコールはマグネシウムの吸収を妨げるので、たくさん飲む人ほど不足しがちです。マグネシウムの補給という意味合いでも、アーモンドはおつまみにうってつけなのです。

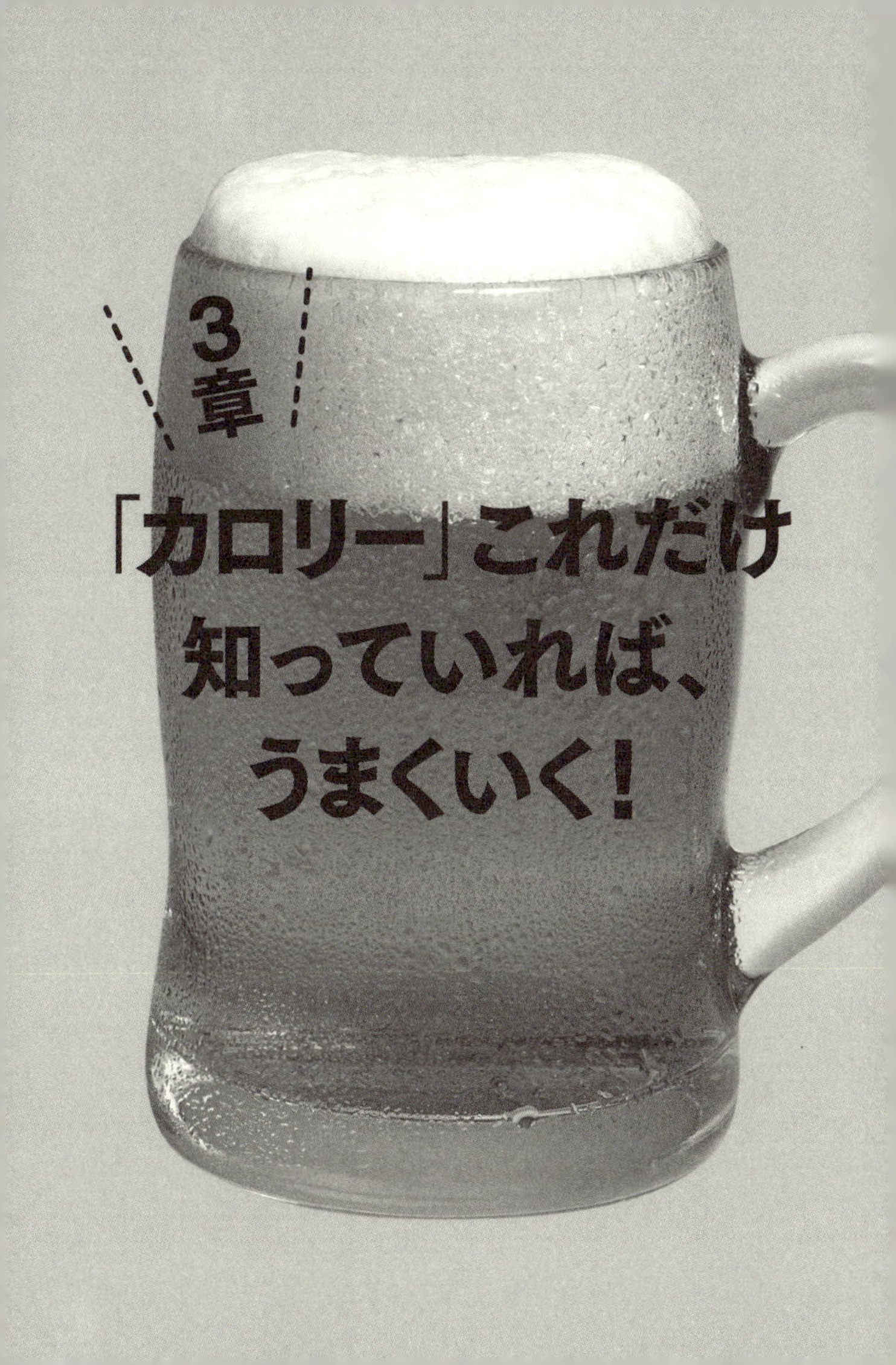

3章

「カロリー」これだけ知っていれば、うまくいく！

1 「食べたものを書く」だけで、確実にやせる！

食事の内容をノートに書く――それだけで、あなたは太らなくなります。管理栄養士として、多くの人たちにダイエット指導をしてきた私の経験上、そう言えます。

なぜ、食事内容をノートに書くことが重要なのでしょうか？

それは、自分の「記憶」と「現実」に大きなズレがあるから。たいていの人は、自分が食べたと**記憶している量より、実際は**「**はるかに多くの量を食べている**」ものなのです。

ごくシンプルに言えば、消費カロリーより、摂取カロリーを減らせばやせられるはず。今まで食べていたものより、カロリーの少ない食事に切り替えれば、やせるのが筋です。

ところが、現実はそううまくはいきません。

カロリーの少ない食事に切り替えたはずが、いっこうにやせる気配がない。

なぜでしょう？

理由は簡単。カロリーを抑えたはずが、実際は抑えられていないからです。

たとえば、ご飯は太るからと考えて、量を3分の1程度に減らしたとします。量を減らせば、その分カロリーは減ります。ですが、ご飯の量を少なくしても、その分、おかずをたくさん食べれば、差し引きゼロ。総カロリーは、結局いつもと一緒、ということが起きるのです。

でも本人は、「ご飯を減らしているからカロリーは減っているはず」と信じ込んでいるため、「なぜやせないのだろう」と、**記憶と現実のズレに悩む**わけです。

「昨日の昼食は何を食べましたか？」

これは、私がダイエットの相談を受ける際に、よくする質問です。

この質問にとっさに答えられる人は、まずいません。みなさん、すっかり忘れています。

そこで、「ご飯でしたか？　麺類でしたか？」「おかずは和風でしたか？　洋風でしたか？」と質問をしていくと、みなさん、徐々に思い出していきます。それでも、全部思い出すことができない人もいます。

特にお菓子類は、**食べたことすら忘れていることが多い**です。覚えていても、量を少なく考えがちです。

お菓子類は、１日３食の食事以外に食べることが多いため、食事とみなさない人が多いという理由もあるかもしれません。

それに、人は自分に都合が悪いと思うことほど、なかったことにしようとする生きもの。カロリーが高いお菓子は、無意識のうちに、食べなかったことにしようとする心理が働くのかもしれません。特に、太り気味の人にそうした傾向が強いです。

「食べたものを、いちいち覚えていられない」、そう割り切って考えましょう。

書くだけで太らなくなる!

朝食　7:20

トースト1枚（マーガリン）
牛乳　ヨーグルト

昼食　12:00

ご飯　お茶碗1杯
さば塩焼き　1切れ
ポテトサラダ　小鉢1杯
野菜炒め（豚肉、にら、もやし）

じゃがいもの
食べすぎに注意。

肉、魚、卵など
タンパク質の
おかずの食べすぎ。

夕食　19:00

ご飯　お茶碗1杯
みそ汁（じゃがいも、たまねぎ、青ねぎ）
ハンバーグ、目玉焼き
サラダ（ハム、レタス、きゅうり、トマト、たまねぎ）
冷や奴（青ネギ、かつお節）
缶ビール　350ミリリットル　1缶

ビールは1日
500ミリリットル
までに。

⋮

だからこそ、食事の内容をノートに記録して、自分が食べたものをしっかりと把握することが大切なのです。

ノートに記録を続けていくと、**そのこと自体がモチベーションを高める**ことにつながります。無意識のうちに、カロリーを控えようとする心理が働いて、食事をコントロールしやすくなります。

これが「食事の内容をノートに書くと太らない」理由です。

ちょっとした手間を惜しまないだけで、無理なくやせることができるのです。

【参考文献】

Karvetti RL, et al. Validity of the 24-hour dietary recall. J Am Diet Assoc 1985; 85: 1437-42.

Okubo H, et al. The influence of age and body mass index on relative accuracy of energy intake among Japanese adults. Public Health Nutr 2006; 9: 651-7.

2 同じように食べて「太る人」「太らない人」

大さじ1杯100キロカロリー――これを知るだけで、スリム体型に近づきます。

「同じように食べているのに、私だけ太ってしまうのはなぜ？」

一度は、そんなふうに思った経験がある人は多いでしょう。

その理由は、同じ料理を食べても、**使う調味料の量が違う**ために食べたカロリーに差がつくからです。

たとえば、パンにマーガリンをぬる場合。軽くぬると小さじ2杯（8グラム）で62キロカロリー、たっぷりぬると大さじ1杯（約13グラム）で100キロカロリーです。その差は38キロカロリーです。

サラダにマヨネーズをかけるときはどうでしょう？

普通にかけたら小さじ2杯（8グラム）で56キロカロリー、たっぷりかけると大さじ1杯強（16グラム）で112キロカロリーです。その差は56キロカロリーあります。

パンとサラダとドリンクの組み合わせで食べると、**小さじか大さじかの違いで、じつに94キロカロリーも差が出てしまう**のです。

まったく同じ食事をしていたつもりでも、バターやマヨネーズ、あるいはドレッシングの量によって、カロリーに大きな差がついてしまうのです。

この小さな積み重ねが、体重差につながることを知ってください。

海外で、スリムな姉とぽっちゃり体型の妹の研究があります。

姉妹は、一卵性双生児で遺伝的には同じ。にもかかわらず、体型に違いが出るのはなぜか？　そうした研究です。

食事内容をはじめ、仕事などの活動量、睡眠時間などを調べたところ、たった1つだけ違いが見つかりました。

それは、スリムな姉が食べたサラダの皿にはドレッシングがたくさん残っていて、ぽっちゃり体型の妹の皿には何も残っていなかったのです。

これだけで結論づけるわけにはいきませんが、とても参考になる話です。

ところで、マーガリンやマヨネーズと言うと、含まれる**トランス脂肪酸**に関心が集まります。トランス脂肪酸とは、脂質の構成成分である脂肪酸の一種。天然の食品には牛肉や牛乳、乳製品に含まれています。このほか、植物油をもとに、マーガリンやクッキー、ビスケットなどを製造する工程でも生じます。

トランス脂肪酸はとりすぎると、動脈硬化や心筋梗塞などが増加する可能性が高いとされています。

WHO（世界保健機関）は、心血管系疾患（心筋梗塞や狭心症など）のリスクを低くし、健康を増進するための勧告（目標）基準として、トランス脂肪酸の摂取を総エネルギー摂取量の1パーセント未満に抑えるように提示しています。

日本人のトランス脂肪酸の摂取量は、平均値で、総エネルギー摂取量の0・3パーセントであることがわかっています。つまり、**通常の食生活でとるレベルでは、トランス脂肪酸が健康に及ぼす害は小さい**と考えられるのです。

総エネルギーの1パーセントのトランス脂肪酸の量は、年齢、性別などにより異なりますが、1日あたり約2グラムに相当します。日常生活では心配するほどの量ではありません。

トランス脂肪酸が多い食品は脂肪が多い食品です。なので、トランス脂肪酸が健康に悪影響を及ぼすほどの量を食べた場合、脂肪のとりすぎで肥満になります。

肥満になると、トランス脂肪酸の影響とは無関係にメタボになり、動脈硬化、脂質異常症、高血圧、糖尿病など生活習慣病になってしまいます。

たしかに、牛肉の脂身やチーズの乳脂肪、マーガリンやマヨネーズにはトランス脂肪酸が多めですが、むしろ「脂肪の多い食品」として食べる量に関心を持つほうがよいのです。

トランス脂肪酸が多い食べものに注意

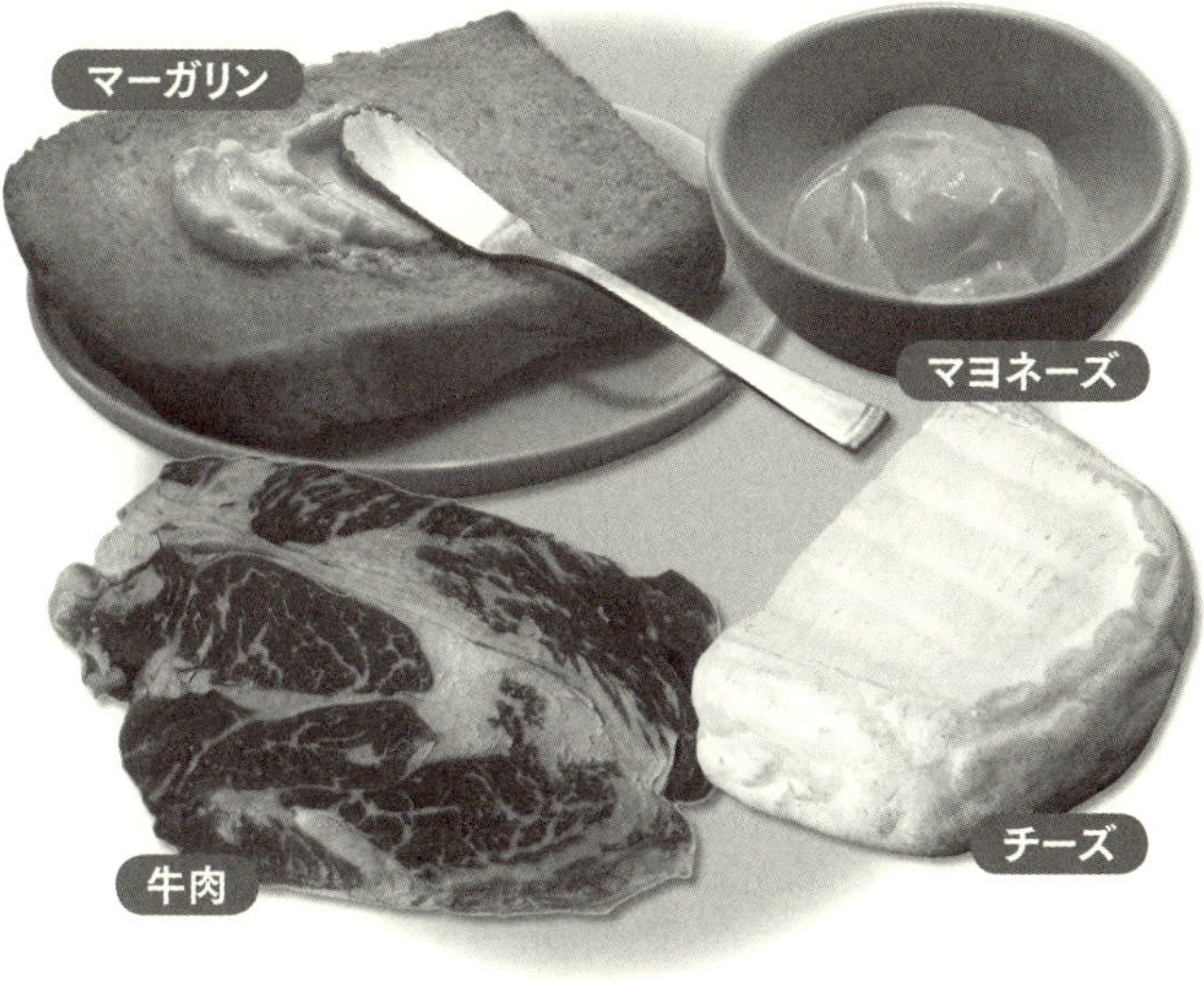

トランス脂肪酸をとりすぎないために

① マヨネーズやマーガリンは小さじ2杯。

② 脂肪の多い食品を食べすぎない。

3

「太る家系だから太る」はウソ。本当の理由は？

太る家系だからやせられない——気持ちはわかりますが、これは完全な誤解です。太るのは遺伝よりも、**圧倒的に食生活の影響が大きい**からです。

たしかに、血縁のある家族なら遺伝的にも体質が似ています。両親や兄弟姉妹が太っていると、つい遺伝の可能性を考えたくなるものです。

しかし、夫婦、つまり父親と母親との間では血縁関係はありません。当然、両親の体質はまったく違ってきます。

にもかかわらず、家族全員が太っているというのは、どういうことでしょう？

考えられる理由は1つ。

家族そろって、「太りやすい食生活」をしているからに違いありません。

家族全員が、毎日一緒にカロリーオーバーの食事をとっているということです。長年カロリーオーバーを続けていれば、本来はやせ体質の人でも、おのずと体重は増えてしまいます。

太るのは遺伝ではなく、家族で太るような食生活をしていることが原因です。

ところで、あなたの周りに、スリムな人と太っている人が交じっている家族がいませんか？

たとえば、姉はスリムなのに妹は太り気味、妻は細身なのに夫はお腹がポッコリ出ている、というような家族です。

家族なら、毎日似たような食事をして、同じようなカロリーをとっているはず。にもかかわらず、体型に違いが起きるのはなぜでしょうか？

その理由は、じつは「**食事以外からとるカロリー摂取量の違い**」にあります。

食事以外でのカロリーとは、おやつやお酒、おつまみ類です。

前述したように、おやつやお酒、おつまみといったものは、食べたことそのものを忘れやすいもの。忘れていなくても、少なめに考える傾向があるのです。

食べたことを忘れていたり、たいした量を食べていないと思っているわけですから、実際は相当なカロリーを摂取しているのに、そのことに気づけません。

家族で同じように食べているのに、体重差が出てしまうのは、きちんとした理由があるのです。けっして遺伝のせいではありません。

「姉はスリムなのに私は太っているんです」

ダイエットのための食事指導をしていると、よくこうした相談を受けます。

家族間で体重差が出てしまうのは、食事以外からとるカロリー摂取量の違いだということを説明しても、本人としてみれば心当たりがないため、すぐには納得できないケースがほとんどです。

そこで、「1日に食べたものを全部写真に撮ってきてください」とお願いをすることにしています。

するとどうでしょう。

友達とケーキを食べていたり、飲み会の席でお酒やカロリーの高いおつまみを食べていたり、といったことが全部写真に映っているのです。

それを見て、どの人も一様に「こんなに食べていたの?」と驚きます。**写真を見てはじめて、いかに自分が食べすぎていたかを実感する**のです。

試しに、3日間程度、自分が食べていたものを全部写真に撮ってみてください。

自分の予想以上に食べていたことに気づけます。

4 「低カロリー」にこだわってもやせない理由

カロリーが低いメニューを食べる――じつは、それだけではやせません。

「カロリーがすべてではない」、まずはその事実を知ってください。

たとえば、「ざるそば」と「天ぷらそば」を比べてみましょう。

ざるそばは、284キロカロリー。天ぷらそばは、459キロカロリー。明らかに天ぷらそばのほうがカロリーが高いです。

じつは、ここに落とし穴があります。

ざるそばは、麺だけというシンプルなメニューですから、当然、低カロリーです。

一方、天ぷらそばは、天ぷらがある分、カロリーが高くなります。カロリーが高くなる原因は、天ぷらが揚げものだからです。

揚げものは揚げ油をたくさん吸収しているので、油の量が多くなります。油の脂肪量が多いと、その分、カロリーも高くなります。

ざるそばは、カロリーが低いと同時に消化に時間がかかりません。これは消化に時間がかかる脂肪分がないからです。つまり、ざるそばは胃の中にとどまっている時間が短いのです。

天ぷらそばは、カロリーが高いと同時に消化に時間がかかります。これは脂肪の消化に時間がかかるからです。

ある調査によると、消化のために胃の中にとどまっている時間は、**そばだけなら約2時間半程度、えび天ぷらは約4時間**です。

ざるそばは早く胃がカラになります。胃の中に食べものがなくなると空腹感が出てきます。空腹になれば当然、食欲が湧いてきますから、つい、おやつ……となります。こうして、いつのまにか摂取カロリーが増えてしまうのです。

天ぷらそばはどうでしょう？

天ぷらは胃の中に長い時間とどまっています。胃の中に食べものがあると、満腹感が持続します。満腹感が長持ちすると、次の食事までムダな食欲が湧きません。食欲が湧かなければ、間食を食べたい気持ちも起こらないのです。

ざるそばのように、シンプルな麺のほうがよさそうに思えますが、実際は天ぷらそばのように、**具がのったメニューのほうがよいこともある**のです。

具が多いほど胃の中にとどまっている時間が長くなり、消化に時間がかかる分だけ、ムダな食欲を抑えることができます。

しかも、具の種類が多ければ、それだけ摂取できる栄養素も増えます。

えび天そばなら、ざるそばにはない、タンパク質を摂取できます。野菜の天ぷらなら、ビタミン・ミネラル、食物繊維を一緒にとることができるのです。食物繊維は消化が悪いため、満腹感が持続するというメリットもあります。

様々な栄養成分が揃うと栄養のバランスがとれます。栄養バランスがいいと、余

カロリーよりも「腹持ち」が重要

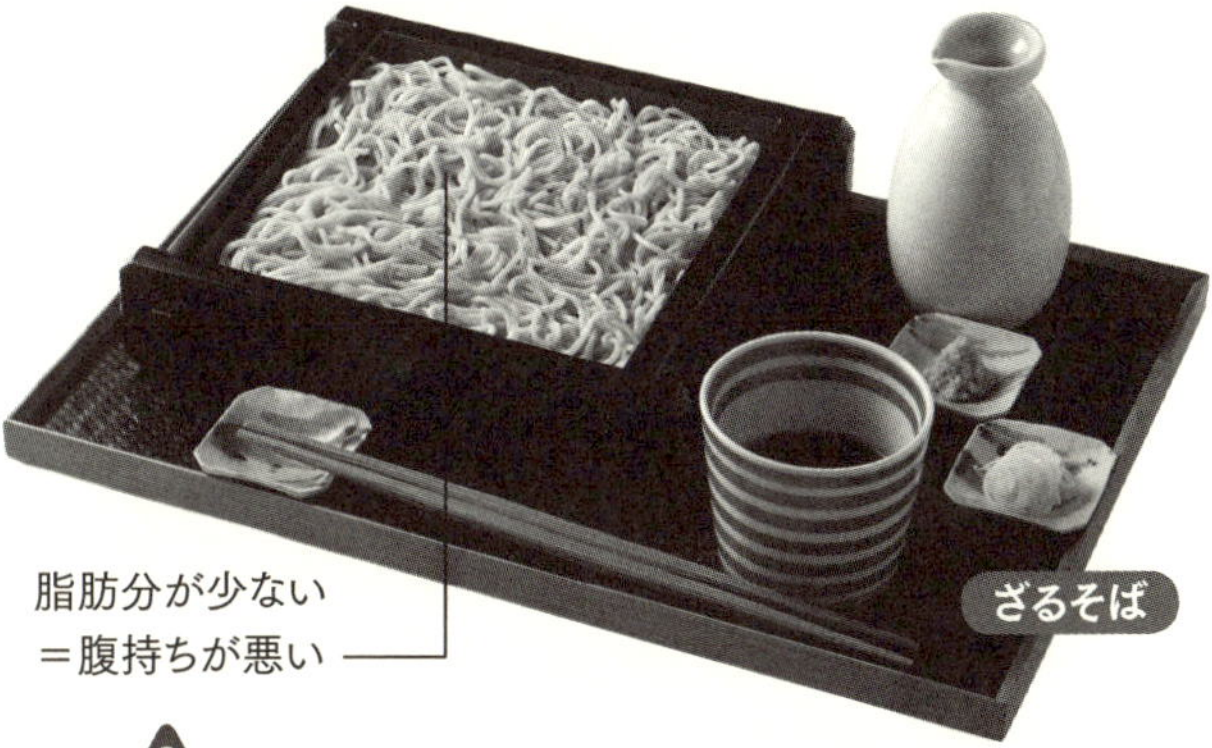
ざるそば
脂肪分が少ない
＝腹持ちが悪い

一見カロリーは低いがお腹がすきやすい

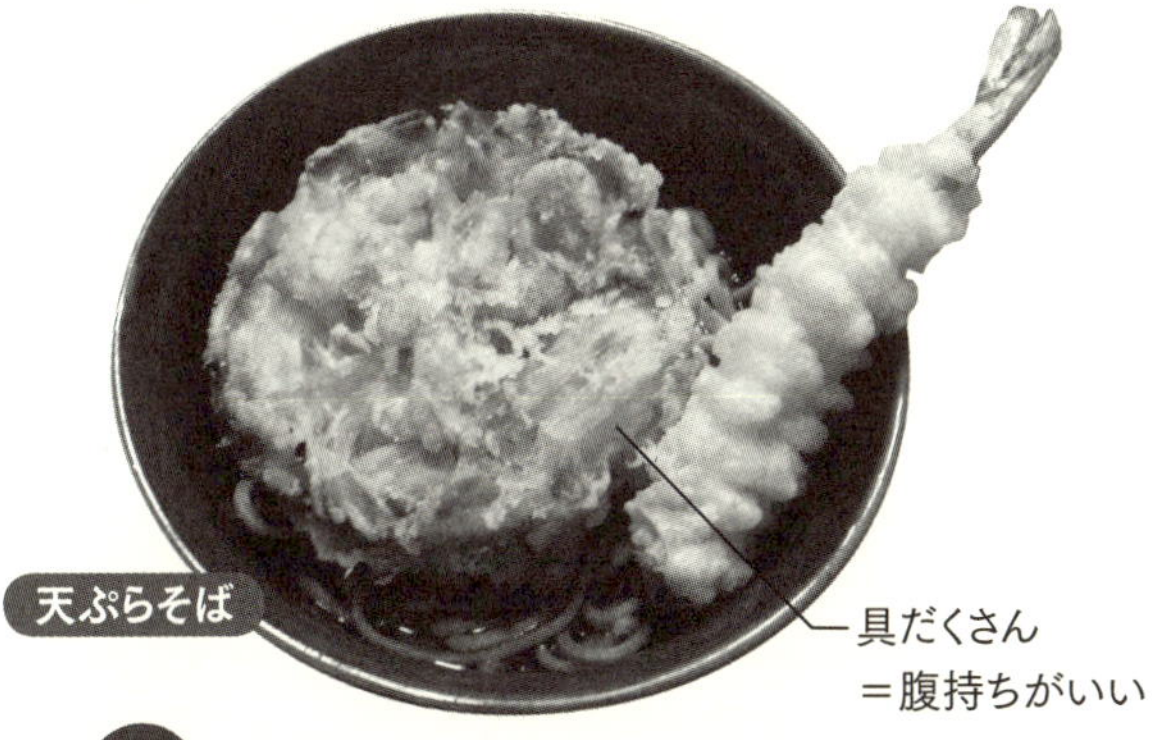
天ぷらそば
具だくさん
＝腹持ちがいい

一見カロリーは高いが満腹感が長続き！

分なカロリーが体の脂肪になりにくいのです。

これは、麺類に限らず、あらゆる料理に共通して言えることです。

カロリーが低いメニューではなく、具の多いメニューを食べる――。

これが、ムダな食欲を消し、自然にやせるコツです。

ちなみに、私がおすすめする具だくさんの外食メニューを紹介します。

1位石焼きビビンバ、2位五目ラーメン（タンメン）、3位冷やし中華です。

一度にたくさんの食品、特に野菜が使われているので、手軽に栄養のバランスがとれるのです。

ただし、ビビンバはご飯の量が多いのがたまにキズ。ご飯は小盛りに頼むようにしましょう。

5 「カロリーゼロ」でも本当は怖い人工甘味料

カロリーゼロなら大丈夫——そんな思い込みは、今すぐ捨ててください。

カロリーゼロと表示されている代表的な食品、たとえば人工甘味料は、逆にムダな食欲を引き起こす原因になります。なぜなら、**脳がだまされて、逆に甘いものが欲しくなる**からです。

人工甘味料は砂糖のように甘いのに、カロリーがほとんどありません。これは、砂糖が本来持つ糖分がないということを意味します。

人工甘味料を使用したドリンクやデザートを食べると、舌は甘みを感じます。すると舌から脳に「甘い味＝糖分が体に入ってきた」と連絡をします。

そこで脳は「糖分＝エネルギー源が来た」と判断します。砂糖など糖分が体に入ると、血液中の糖分量が増えます。そこで、血液中の糖分の量を一定にするために、脳は血液中の糖分を下げるホルモンを出します。こうして、血液中の糖分量が下がります。

こうした体の反応は起こるものの、実際は、人工甘味料によって**糖分が入ってきたと脳が錯覚しているだけ**。血液中の糖分の量は増えていないのです。

すると、どうでしょう？

血液中の糖分量が下がりすぎてしまうため、「お腹がすいたな」と感じてしまうのです。そこで手軽に糖分を補給するため、本当の砂糖を使った**甘いものを食べたい気持ちがものすごく強くなってしまいます**。

人工甘味料で糖分を抑えたはずが、かえって甘いものを食べたい気持ちが強くなる、という逆効果につながってしまうのです。

これは脳からの指令なので逆らえません。ガマンしても食べたい誘惑には負けてしまうのです。

結果、砂糖を使った甘いものを食べてしまいます。追加で砂糖を使った甘いものを食べてしまえば、ゼロカロリーのものを食べても台無しです。

「ゼロカロリーだから」「カロリーが少ないから」と、安心してたくさん飲んだり食べたりしていませんか？

過信していると、逆にムダな食欲が出続け、さらなるガマンが必要になるという悪循環に陥ってしまいます。

人工甘味料で**カロリーは抑えられても、ムダな食欲は消せない**のです。

「なぜ太ってしまうのかわからない。そんなに食べていないのに、血糖値も上がって困っている」

私は以前、こうした相談を受けたことがあります。たしかに、日頃の食事内容をチェックしても、食べすぎではありませんでした。不思議に思い、日頃の活動量を確認するために仕事内容をたずねました。

すると、その人は、カフェメニューを教える先生だったことがわかったのです。

授業で生徒が工夫を凝らしたカフェ用のスイーツを試食し、砂糖とミルク入りコーヒーを、1日になんと6杯も飲んでいたのです。

この人は仕事柄、スイーツを食べる量を減らすことはできません。糖分は十分すぎるほどとっています。そこで、コーヒーの砂糖をゼロカロリーの人工甘味料に変えてもらうことにしました。人工甘味料の特徴を逆に利用したのです。

すると、**1カ月ほどで体重が3キロ減り、血糖値も正常値に戻りました。**

人工甘味料は、実際に甘いもの、たとえばケーキを食べるときなどに一緒に使うと効果的です。

この話には余談があります。「食事はそんなに食べていない」と言っていたのに、実際はケーキをたくさん食べていたのです。

1日3食の食事以外で食べていたので、スイーツを食べていたことを1日に食べていた量に考えていなかったのです。そして食べた量もすっかり忘れていたのです。

甘いものをはじめ、自分の体重について都合の悪いものは忘れがち、というのは真実なのです。

6 疲れたら「甘味」でなく「甘酸っぱい味」

疲れたら、つい甘いお菓子に手が伸びる――そんな習慣はキッパリやめましょう。

たしかに、疲れたときに、チョコレートやクッキー、ケーキといった甘いお菓子を食べると、疲れが吹き飛ぶような気持ちになります。

甘い味、つまり糖分は吸収が早く、疲労回復に即効性があります。糖分が脳の栄養として行き渡ると、頭が冴えます。頭がシャキッとすると、**疲れが消えたような気持ちになる**のです。

みなさん、こうした経験があるから「疲れたときには甘いお菓子が効く」と誤解をしてしまうのです。

糖分はエネルギー源であり、血糖値の維持など生きる上で欠かせません。こうした情報は生まれつき持っているので、甘い味は安全で好きな味だと無意識に感じているのです。つまり、**甘い味は本能的に好きな味**なのです。

しかも、甘い味は脳にとって「ごほうびの味」になりやすいのです。これは、甘い味を本能的に「好ましい味」と感じることに加えて、脳が甘い味を食べたときに、糖分が持つ甘さを「おいしい」と判断し、幸福感を得させるからです。

「おいしい」味は食べて幸せに感じますから、もう一度食べたくなる「悪魔のささやき」になるのです。

しかし、その疲れは、本当に解消されているでしょうか？

2～3時間もしたら、元通りの疲れた体に戻っていませんか？

いつのまにか、疲れを感じる回数が増えていませんか？

忙しく働いてカロリーを消費しているはずなのに、なぜか太っていませんか？

疲れたときに甘いお菓子を食べても、糖分は2～3時間で消化されてしまいます。

すると脳がエネルギー切れを起こして、また疲れを感じるようになります。
こうして、疲れを感じるたびに、甘いお菓子で疲れを解消しようとして、ムダに糖分をとってしまうという悪循環に陥ってしまうのです。

この悪循環に陥らないコツは、**ビタミンB_1を含む食品をとること**です。

疲れを解消するためには、糖分をエネルギーに変える必要があります。**糖分をエネルギーにするにはビタミンB_1が必要**です。ビタミンB_1は老廃物を外に捨てる働きがあるため、まさに「元気のもと」と言える栄養素なのです。

甘いお菓子を食べて糖分がたくさん体に入ってきても、それにみあうビタミンB_1が十分ならば問題はないように思えます。しかし、残念ながら、ビタミンB_1が十分という人はそれほど多くはないのです。

ビタミンB_1が不足していると、エネルギーになれなかった糖分は、余分なカロリーになります。余分なカロリーは体の脂肪としてたまってしまうため太ります。これが、忙しく働いてカロリーを消費しているのに太ってしまう原因です。

ではビタミンB_1を補給するにはどうすればよいのでしょうか？

夕食に、豚肉（赤身）を積極的に食べることです。豚肉はビタミンB_1が豊富な食材（ロース100グラムにつき0・69ミリグラム）。夕食に食べるのは、疲労回復に役立つ睡眠前の食事なので、効果を発揮しやすくなるからです。

豚肉をニンニクやニラ、タマネギと一緒に炒めたり、鍋の材料にするとより効果的です。これらの野菜に含まれるアリシンが、ビタミンB_1の働きを最大限に引き出してくれます。

もう1つのおすすめ成分は、**クエン酸**です。クエン酸は、酸っぱい味の食品に多く含まれています。たとえば、カップ入りのもずく酢が重宝します。

もっと手軽にクエン酸を補給できるのは、柑橘類（オレンジやみかん、グレープフルーツなど）の果物や果汁です。柑橘系果物の甘酸っぱい味が、疲れをスッと癒やしてくれます。

疲れにはクエン酸が効く！

Q 疲れたときは何を食べる？

ダメ 甘いもの

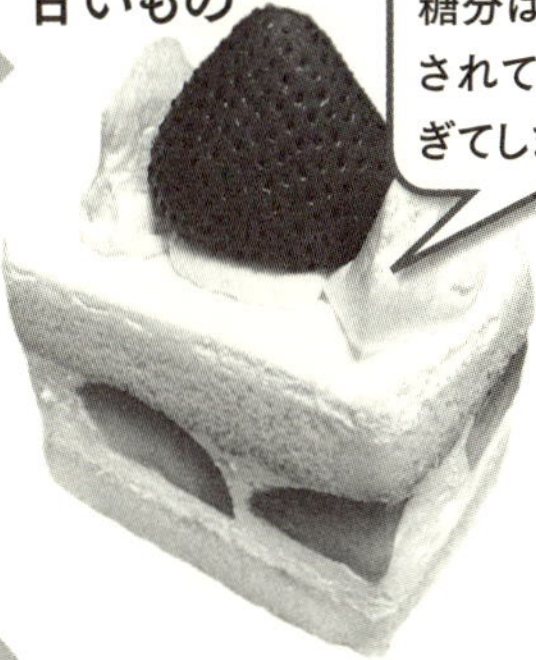

糖分は2～3時間で消化されてしまうので食べすぎてしまう。

おすすめ 甘酸っぱいもの

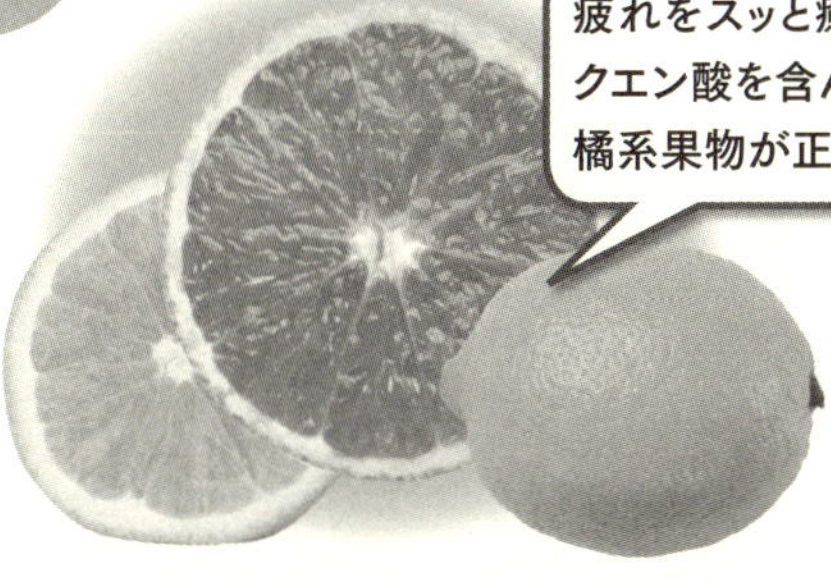

疲れをスッと癒やすクエン酸を含んだ柑橘系果物が正解！

夕食に豚肉や酢のものを食べ、食後のデザートに甘酸っぱいものを食べるのが太らないコツです。間食でなく、食後に食べたほうが疲労回復に効果があります。

お菓子でも、オレンジやグレープフルーツを使ったケーキ、タルト、シャーベットはおすすめです。ほかのスイーツに柑橘系果物を4分の1個程度添えてもいいですね。

疲れたら甘酸っぱいもの――これが、疲労回復の秘訣です。

7

チーズバーガー・てりやきバーガー、太るのはどっち？

てりやきハンバーガーは和風でヘルシー――それは完全な誤解です。

なぜなら、味のコクを出すために、**マヨネーズがたっぷり入っている**からです。


ハンバーガーでカロリーが高そうなものを想像してください。

やはり、カツなどの揚げものがサンドしてあるものを想像しませんでしたか？

たとえば、ケンタッキーの和風チキンカツサンドは1個474キロカロリー、ファーストキッチンのミルフィーユかつサンドは389キロカロリーと、お肉を油で揚げているだけに、カロリーが高くなりがちです。

では、てりやきバーガーはどうでしょうか。じつは、マクドナルドのてりやきマックバーガーは、1個519キロカロリーもあります。とても人気のある定番のハンバーガーですが、高カロリー、高脂肪食品であるマヨネーズをたっぷり使っているため、カロリーは高くなってしまうのです。

てりやきバーガーは、和風でもヘルシーでもないということを知ってください。

私が**ハンバーガーを選ぶときの基準は、マヨネーズで味つけされていないもの**。つまり、チーズバーガーやライスバーガー、ほかには、店頭で写真を見て、とにかくマヨネーズ入りでないものにしています。

てりやき味以外にも、マヨネーズ味のハンバーガーは案外多いものです。そのため、意外に種類が限られてしまいますが、カロリーを知れば、自然にマヨネーズ味を避けたくなるのではないでしょうか。

和風ハンバーガーに要注意！

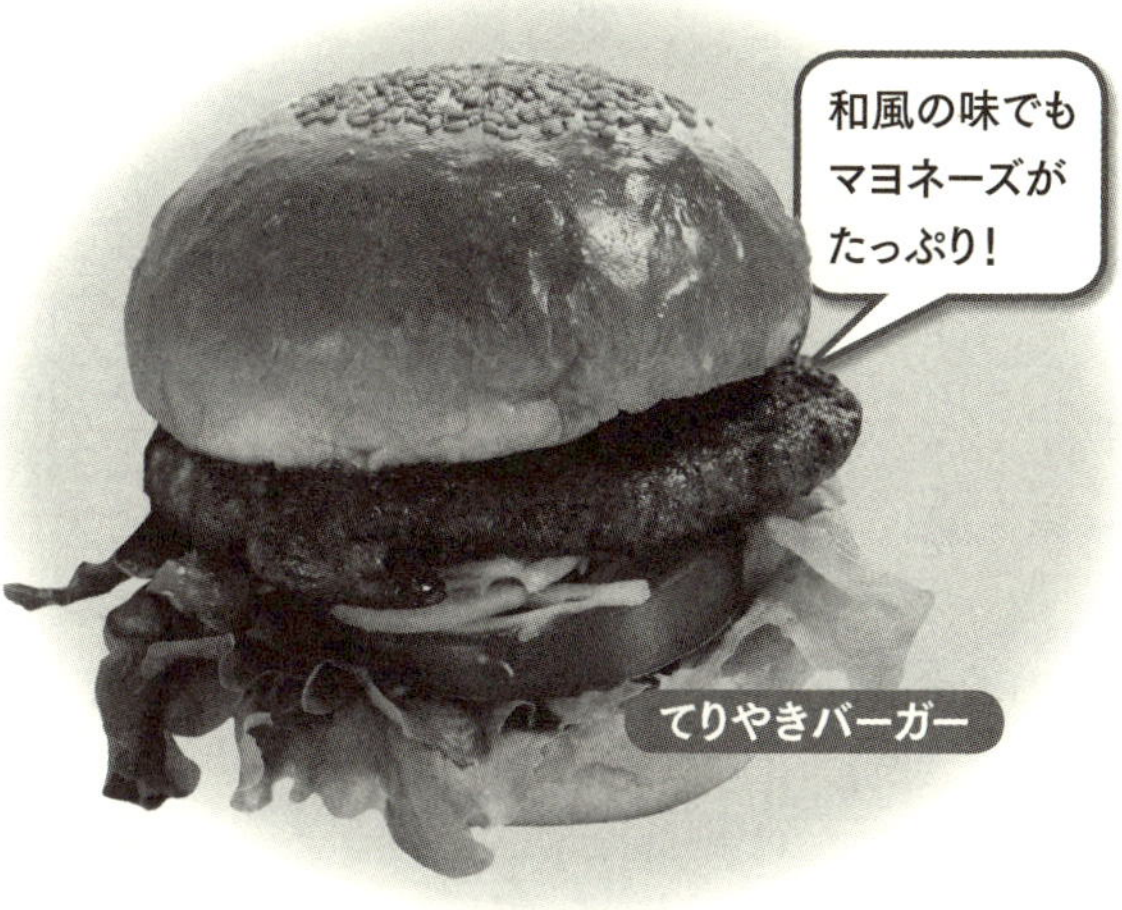
和風の味でも
マヨネーズが
たっぷり！
てりやきバーガー

たとえば、マクドナルドの場合……

てりやきマックバーガー	**519**キロカロリー
チキンフィレオ	**458**キロカロリー
チーズバーガー	**310**キロカロリー

8

「食べたら止まらないポテチ」の太らない食べ方

ポテトチップスは食べたら止まらない――これは太る前兆です。

なぜなら、**食べることでストレスを解消している人の典型的な例**だからです。

ストレス解消のほこ先が食事に向かいやすいというのは、前にも述べたとおりです。ストレスの根本的な原因が解決できないと、いつまでも食でストレスを解消しようとしてしまいます。それが続くと、やがては肥満をはじめ、生活習慣病などの様々な病気の引き金となってしまうのです。

だから、できるだけストレスをため込まないように工夫をすることが大切です。

それにしても、なぜポテトチップスは、一度食べはじめたら、途中でやめられないのでしょうか？

その理由は「**ポテトチップスに含まれる油**」です。人間は甘味、うま味（だしの味）と並んで油脂の味に対して、本能的に**やみつきのおいしさ**を感じます。これは、生命の維持のために脂肪（油脂）が必要だからです。

しかも、油脂はうま味成分を溶かし込んで、うま味と油脂の2つのおいしさを1つにしてしまうのです。ですから、おいしくてやみつきになって、途中でやめられなくなるわけです。

では、どんなときに、ポテトチップスを一袋食べてしまうでしょう？

おそらく、1人でテレビを見ていたり、夕食後から寝るまでのリラックスした時間などではないでしょうか。つまり、特にすることもなく、まとまった時間があるときです。

これはズバリ「することがないから、食べてしまう」のです。

たとえば、なんとなくテレビを見ているときは、両手が空いた状態です。すると手持ちぶさたになって、つい食べてしまうのです。たとえ、お腹がすいていなくても、ポテトチップスがあれば、ついつい手が伸びてしまうものです。

では、テレビを真剣に見ているときはどうでしょう?

食べる手が止まっているはずです。

興味のない番組を流しながらぼんやりすごすようなときや、リラックスしているときに、1袋を食べ切ってしまうということ。

つまり、「食べることで時間をつぶしている」わけです。

しかも、「どうやってすごしていいのかわからない」ということ自体がストレスになります。このストレスを、食べることで無意識に解消しているのです。

そもそも、太りたくないのなら、ポテトチップスを食べなければいい話です。しかし、好きな人にとっては、ガマンすること自体がストレスになります。

「ストレスを感じるあまり、ムダな食欲を引き起こすぐらいなら、**ほどほどに食べればいい**」、というのが私の持論です。要は、食欲をコントロールできる範囲で食べればいいのです。

油以外にも、ポテトチップスを食べはじめたら止まらないのは、時間をつぶすためにはじめたことのゴールが、「食べ切ること」にあるからです。1袋を全部食べることで達成感を得ようとしているのです。

スッカリ中身がなくなった袋を見れば、気分がスッキリします。そのため、1袋全部食べないと気が済まないのです。

では、どうすれば全部食べることをやめられるのでしょう?

「手持ちぶさた」を解消するために食べたのですから、手持ちぶさたにならないように、工夫をすればいいのです。コツは2つあります。

1つは、空いた時間に自分が夢中になることをする、2つめは手先を使うようなことをする。特に**手先を使うことは重要**です。というのも、両手が空いていると、つい食べてしまうからです。

たとえば、読書をする、ブログを書く、といったことで十分です。

手先を動かす——それだけで、ムダに食べるのを防ぐことができるのです。

9 ソフトドリンクは「砂糖の点滴」と思ってください

ソフトドリンクは甘さ控えめでも糖分は多め——これを知るだけで太りません。なぜなら、使われている砂糖の量を知ると、あなたの選択眼が鋭くなるからです。

ソフトドリンクとは、コーラや無果汁、果汁が１００％でない甘い飲みもので、炭酸飲料水や甘みのあるスポーツドリンクも含まれます。

これらには**想像以上に砂糖が使われています**。食品表示に砂糖となくても、果糖ぶどう糖液糖というシロップが使われているのです。

そこで、代表的なソフトドリンクをスティックシュガーに置き換えたのが１３６、１３７ページの表です。

砂糖の量が多くてビックリしませんか？

実際に調べて計算した私も、あまりの量の多さに計算間違いかと思いました。驚いて、何度も計算し直したほどです。

甘みをあまり感じないドリンクでも、かなりの糖分が入っています。これだけ砂糖が入っているドリンクを飲み続けていれば、太るのは当たり前です。


日本の女子大生約4000人を対象に、最近1カ月の食事内容を細かく調べ、その中に出てきたソフトドリンクの摂取量と食事内容の関連を調べた調査があります。

この調査の結果によると、**ソフトドリンクを飲む量が多い人ほど、油脂とお菓子を食べる量も多くなる**ことがわかっています。ちなみに、この調査では、ソフトドリンクに関して、従来の砂糖を使用した商品と人工甘味料を使用した商品を区別していません。

つまり、ソフトドリンクのカロリーにかかわらず、飲む量が多い人ほど、お菓子や脂肪を食べる量が多くて、太りやすい食生活を送っている結果となったのです。

ここにも注意！

ソフトドリンクをたくさん飲む人ほど、お菓子や油脂もたくさん食べている！

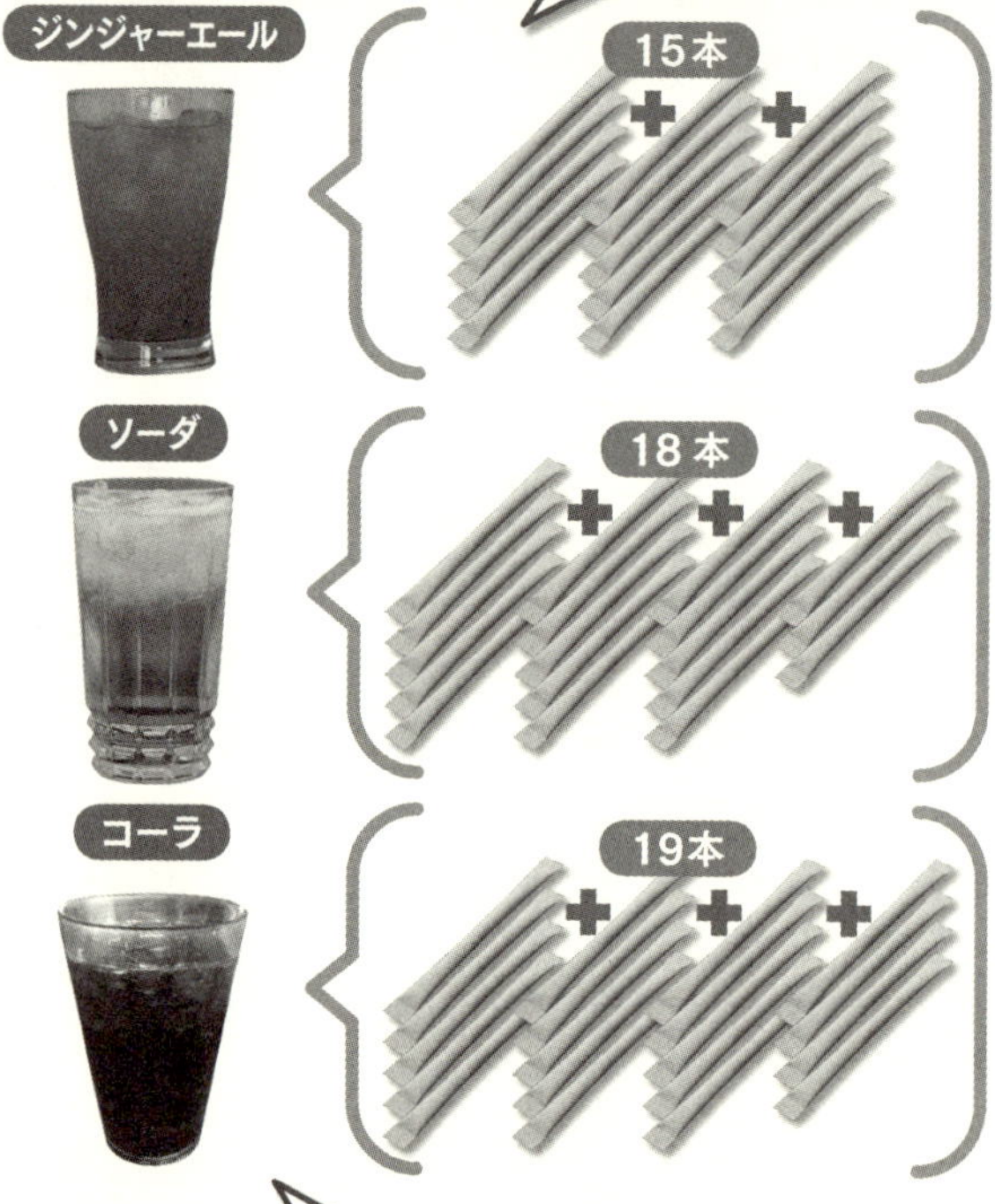

ソフトドリンクはどう飲む？

量：250ミリリットル　目安：2日に1回

ソフトドリンクの飲みすぎは太る!

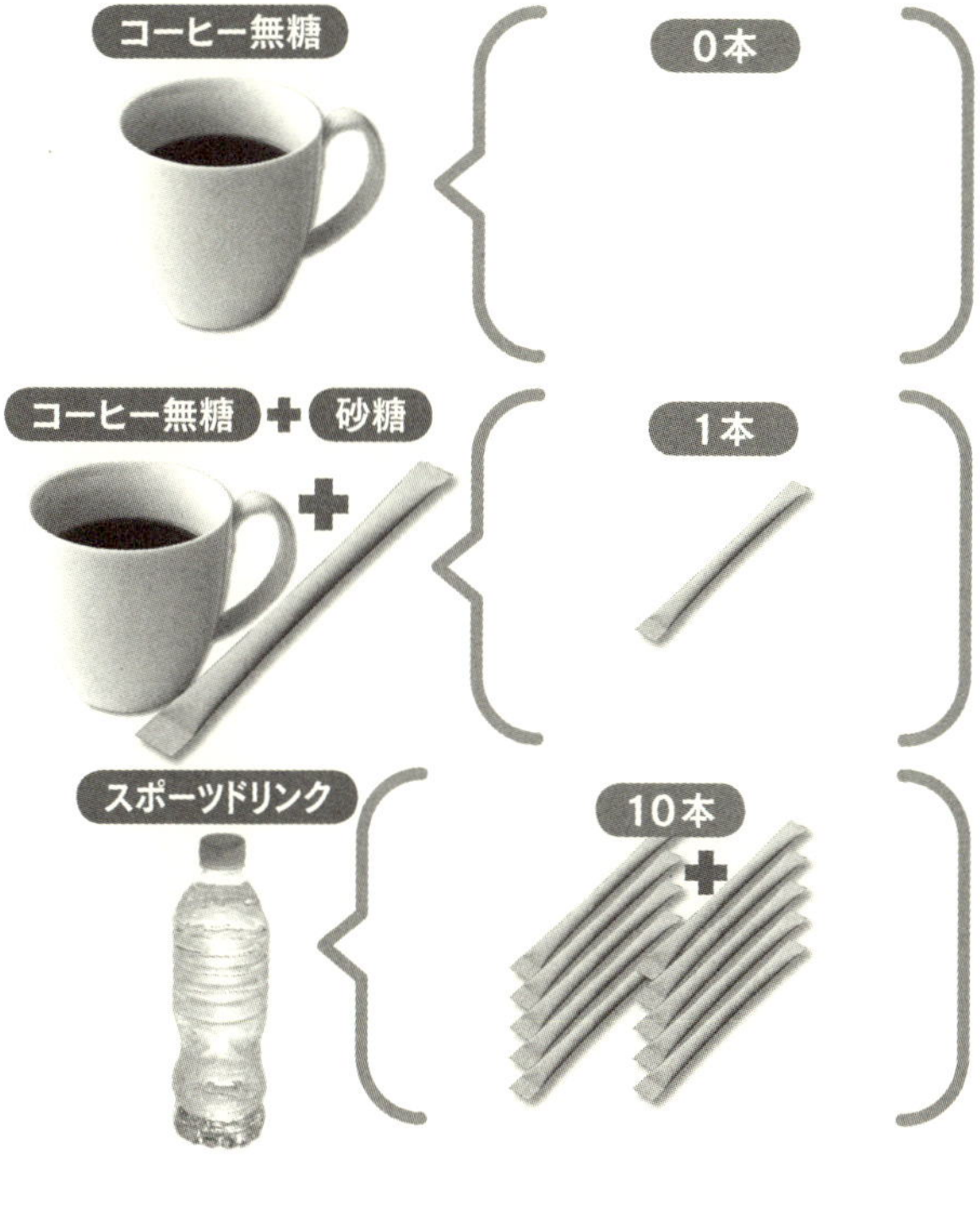

すべて500ミリリットルで計算。

では、どの程度の量なら飲んでもよいのでしょうか？

各種の研究からわかっているのは、「1日1回以上か、そうでないか」が太るかどうかの分かれ目だということ。つまり、**2日に1回までが限度**です。

しかも、日本ではペットボトル1本500ミリリットルが平均ですが、研究では1回250ミリリットルで行なっています。1回に1本ではなく、500ミリリットルボトルの半分程度だということです。

ソフトドリンクの量とお菓子の組み合わせ——これが太るかどうかの、運命の分かれ道になるのです。

【出典】
Yamada M, et al. Soft drink intake is associated with diet quality even among young Japanese women with low soft drink intake. J Am Diet Assoc 2008; 108: 1997-2004.

4章

読めば読むほど「ラクにやせる」食べ方

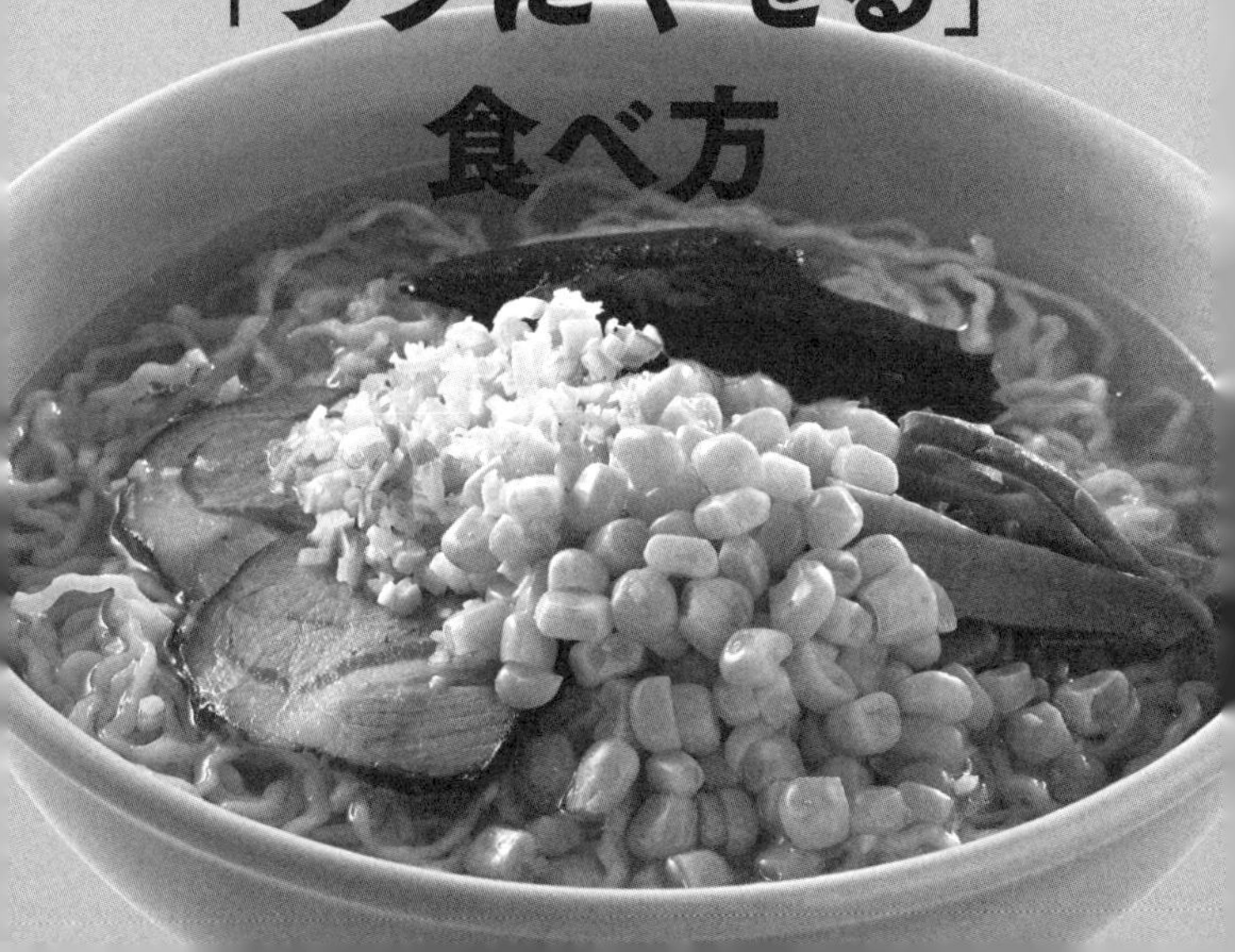

1 ビタミンB群で自然にやせる体をつくる!

カロリーを自然に燃やす栄養素――それが「**ビタミンB群**」です。

ビタミンB群が不足していると、いくら食事の量に気をつけていても太ってしまうことがあります。

太る原因には2つのパターンがあります。

1つは、**食べすぎによってカロリーを消費しきれない**パターン。1日の推定エネルギー必要量の目安は、30~40歳の男性だと約2560キロカロリー、女性の場合は約2000キロカロリーです。食事をたくさん食べてもこのカロリーを超えていなければ、計算上は太ることはありません。普通に生活しているだけで、自然にカロリーを消費してしまうからです。この値を大幅に超えるカロリーを摂取してしまうと、体内に消費しきれないカロリーが余ってしまい、太ってしまうのです。

もう1つは、消費しきれるはずのカロリーしか摂取していないのに、**体内で上手にエネルギーに変えることができず、結果的に余ってしまう**パターン。食べすぎに気を使っているのに、なぜか太ってしまう。そう感じる人は、このパターンに陥っている可能性が高いです。

前者は食べすぎを控えればいいのですが、後者は食事を見直す必要があります。なぜなら、食べすぎていないのに太ってしまうのは、食事を体温やエネルギーに転換する栄養素が足りていないから。つまり、栄養不足なのです。

太りやすい人に足りない栄養素――それが「ビタミンB群」なのです。

食事で得たカロリーを燃やす栄養素「ビタミンB群」は、主にビタミンB_1とビタミンB_2に加えて、ナイアシン、ビタミンB_6、ビタミンB_{12}、葉酸、パントテン酸、ビオチンの8種類がビタミンB群と呼ばれます。

このビタミンB群が体内に十分にあると、**食事が体のエネルギー源として効率よく使われる**ようになります。

ビタミンB群はまさに「やせる栄養素」――健康的にやせるために必要不可欠な栄養素なのです。

逆に、ビタミンB群が不足するとどうなるのでしょうか？

まず、上手に食事をエネルギーに変えることができなくなるので太ります。また、ビタミンB群が持つ体の機能を調整する働きや、老廃物を体外に出すこともスムーズに行なえなくなってしまいます。

そうしたことが重なってくると体は疲れてしまいます。エネルギー不足なのですから、当然と言えば当然。もちろん疲労回復も遅れます。

最近なんとなく疲れるなぁ、と感じたらビタミンB群が不足している証拠。

逆に言えば、**食生活を見直し、食べても太らない好循環の体を取り戻すチャンス**です。

では、具体的に何を食べれば、簡単にビタミンB群がとれるのでしょうか？

じつは、8種類のビタミンB群のすべてが大量に含まれている食品はありません。肉や魚、野菜の種類によって、どのビタミンB群が豊富かは変わってきます。

たとえば、**ビタミンB_1は豚肉に豊富**に含まれていますし、**ビタミンB_2はモロヘイヤに豊富**です。

具体的にビタミンB群が豊富に含まれている食品は次のとおりです。

『肉・魚』

豚肉、牛肉、鶏肉、レバー類、卵、ウナギ、イワシ、カツオ、しじみ

『野菜』

ほうれん草、モロヘイヤ、ピーマン、パプリカ、ニラ

『そのほか』

まいたけ、エリンギ、のり、ピーナッツ、大豆、枝豆、納豆、牛乳、さつまいも、胚芽米、玄米、小麦全粒粉

特に、ビタミンB群がまんべんなく豊富な優等生は玄米や胚芽米、小麦全粒粉を使った全粒粉パンです。全粒粉パンとは、小麦の胚乳はもちろん、表皮や胚芽まで使った小麦粉でつくられたパンです。見た目は茶色く食感は固めですが。小麦の栄養がしっかりと手に入るのでおすすめです。

これらはご飯やパンといった主食にあたるので、毎日欠かさず食べやすいのが特徴。食物繊維も豊富なのでお腹がスッキリしやすいです。

ビタミンB群のビタミン類は、それぞれがお互いの働きを助ける特徴があります。たとえば、ビタミンB_{12}は葉酸と協力しあって赤血球をつくり出します。

1種類の食品を集中して食べるのではなく様々な食品を食べることが大切です。ただし、ビタミンB群は体に貯蔵できない成分です。体に必要な量以上は尿として排出されてしまいます。

ビタミンB群が含まれている食品を毎日しっかり食べる――これが太らない秘訣なのです。

ビタミンB群が豊富な食材

	ビタミンB1	ビタミンB2	ナイアシン	ビタミンB6	ビタミンB12	葉酸	パントテン酸	ビオチン
豚肉	◎	◎	◎	◎			◎	◎
牛肉	◎	◎	◎	◎	△		◎	
鶏肉	◎	◎	◎	◎			◎	◎
レバー類	◎	◎	◎	◎			◎	◎
ウナギ蒲焼き	◎	◎	◎		△		◎	◎
イワシ		◎	◎	◎	◎		◎	◎
ほうれん草	◎	◎		△		◎		○
モロヘイヤ	◎	◎		◎		◎	◎	◎
まいたけ	△	◎	○	◎		△		◎

※特に豊富なものを◎、豊富なものを○、ほかの食品より多めのものを△としています。

豚肉、牛肉、鶏肉、ウナギの蒲焼きは100グラム。

イワシ、ほうれん草、モロヘイヤは80グラム。

レバー類、まいたけは50グラム。それぞれ1人前量として計算。

2

肉の上手な食べ方 ——炭水化物を燃焼させる！

炭水化物をたくさん食べても太らない——豚肉がそれを可能にします。

炭水化物、つまり**糖質は、体はもちろん脳や神経を働かせるエネルギー源になる**もの。ご飯やパン、麺をはじめ、炭水化物や清涼飲料水、甘いお菓子にも糖質は多く含まれています。

人間が生きていくために必要不可欠な栄養素ですが、ほとんどの人は糖質をとりすぎています。

糖質をさらに具体的に言えば、炭水化物から食物繊維を引いたものです。糖質には消化と吸収が早いという特徴があります。

急に消化と吸収が早まると血糖値が急上昇します。すると体は、血糖値を正常値にするホルモンのインスリンを分泌します。

じつはこのインスリンが太るもと。

インスリンには、余った糖質を脂肪に変えて体にため込む働きがあります。余分な糖質はすぐに脂肪になってしまうので太る原因になるのです。

そうは言っても、ストイックに糖質を制限するのはなかなか難しいこと。主食の炭水化物をガマンすることはストレスにつながります。

そこで、**糖質を上手にエネルギーに変えてくれる栄養素、「ビタミンB_1」を多く含んだ食品**を食べましょう。糖質をとりすぎてしまっても、しっかり燃焼させてエネルギーに変えてしまえば、太りません。


ビタミンB_1を豊富に含む食材では、豚肉が断然おすすめ！

1日のビタミンB_1の推定平均必要量は1・1ミリグラムから1・4ミリグラム。豚肉のもも100グラムにビタミンB_1が0・90ミリグラムも含まれているので、これだけで必要量の約半分以上を摂取することができます。

ビタミンB_1はヒレや肩ロース肉など、赤身の部分に多く含まれています。料理は、豚肉の赤身を使ったソテーや炒めもの、しゃぶしゃぶなどがおすすめ。

さらに、豚肉に含まれるビタミンB_1の効果を最大限に引き出すのがニンニクです。ニンニクにもビタミンB_1が豊富に含まれています。ニンニクに含まれるニオイ成分のアリシンは、ビタミンB_1と結びついて体の中に長くとどまらせる効果があります。ビタミンB_1を長時間、ムダなく利用できるのです。

上手にビタミンB_1を摂取して、太らない体をつくりましょう。

3 魚は「焼く」より「刺身」がやせる

魚を食べるなら焼き魚より刺身で！——これで脂肪がたまりにくくなります。

刺身は、**低カロリーで高タンパク質**。食べても太らない料理の代表格です。

魚のタンパク質は肉類と同じく良質なものが多く、優秀なタンパク質源です。28ページで述べましたが、タンパク質には食後に体温を上げてカロリーを燃やす働きがあります。しっかり食べることで、むしろやせることができるのです。

ただ、肉類はタンパク質と一緒に多くの脂肪を食べてしまうというデメリットがあります。その点、魚はそもそも脂肪の量が少ないので食べても太りません。

むしろ、魚の脂肪は肉の脂肪と違って、積極的に摂取するべきものです。

なぜなら、魚の脂には**血液をサラサラにする成分であるEPA（エイコサペンタ**

エン酸）やDHA（ドコサヘキサエン酸）が豊富だから。

この2つの成分は血液中の中性脂肪を下げる働きもあり、高血圧を予防・改善するとともに、動脈硬化や脳梗塞、心筋梗塞などを防いでくれます。

高血圧、脂質異常症などの生活習慣病は、肥満が原因で起こりやすくなります。EPAやDHAは体を生活習慣病から守る働きもあります。血管の詰まりができないように予防し、できてしまった血管の詰まりを溶かして血液の流れをスムーズにするのです。

EPAやDHAは、アジやサバといった青魚に豊富ですが、タイやタチウオのような白身魚などにも多く含まれています。

厚生労働省は、EPAとDHAの摂取を合わせて1日に1グラム以上とることをすすめています。サバの半身で1・8グラム、アジ1尾469ミリグラム、タチウオ1切れ2・7グラム、タイ1切れ1・2グラムと、魚の刺身であればとても簡単にとることができます。

魚は「刺身」が一番！

EPAとDHAとは？

魚の脂に多く含まれる血液をサラサラにする成分。
高血圧を予防し、動脈硬化、心筋梗塞を防ぐ。

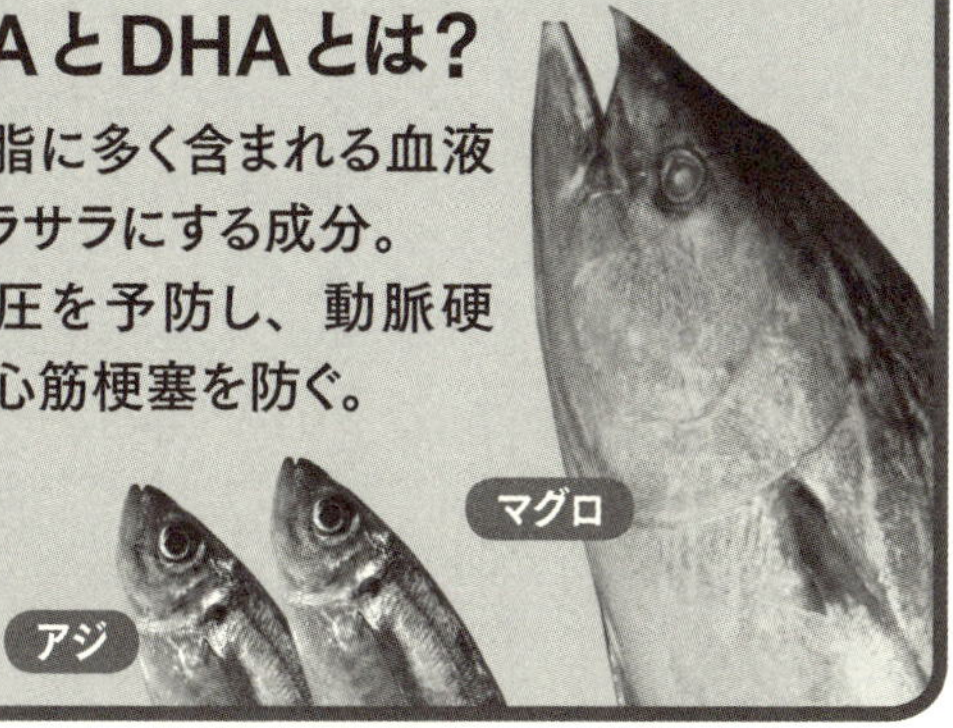

食べ方は刺身が一番！

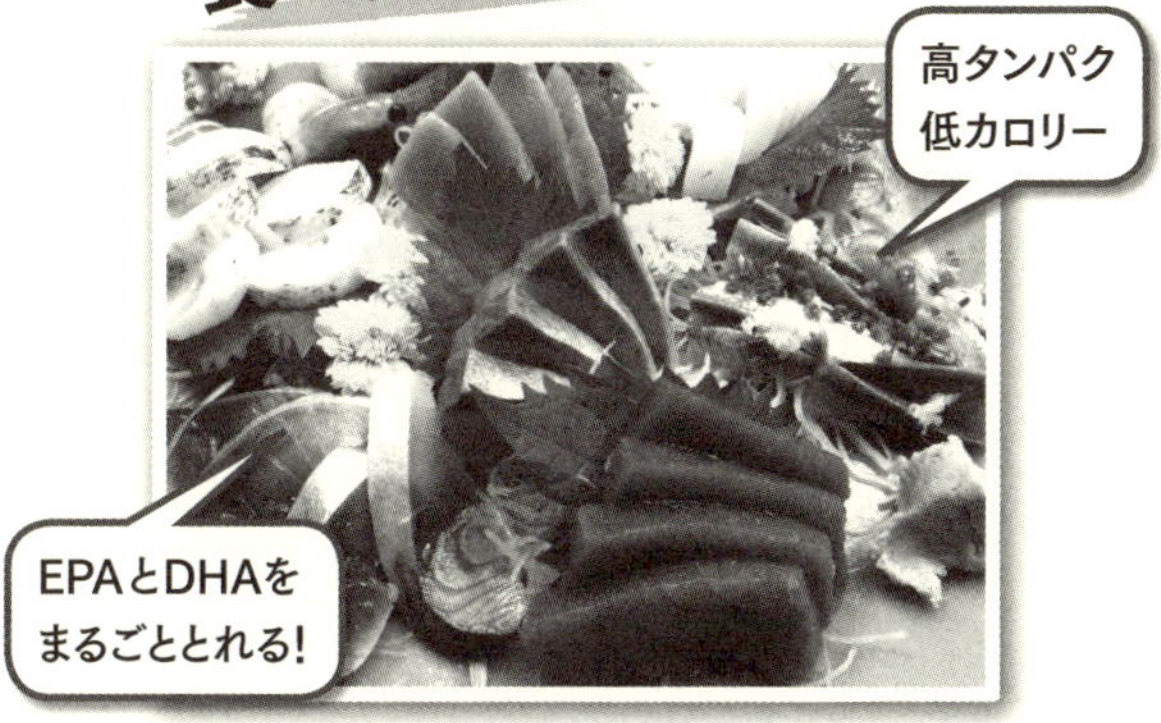
高タンパク
低カロリー
EPAとDHAを
まるごととれる！

では、なぜ魚は刺身で食べるに限るのでしょうか？

刺身は、魚そのもののカロリーしかなく、**料理方法として最も低カロリー**です。EPAとDHAをたっぷり含んだ脂を逃すことなく食べることができるのも見逃せません。

もし熱を通したいなら、おすすめは**焼き魚よりも煮魚**。EPAやDHAは2割ほど溶け出してしまいますが、脂が溶け出した煮汁も一緒に食べることができます。焼き魚は溶け出した脂を食べることができないので、もったいないのです。

注意してほしいのは揚げること。フライにすると揚げ油などのカロリーが追加されてしまいますし、EPAとDHAが7割も失われてしまいます。


刺身でおすすめの魚は、1位がアジ、2位がカツオのたたき、3位がマグロの中トロです。

1位のアジは1尾85キロカロリーと低カロリーで、EPAとDHAが多め。EPAとDHAの含有量は、1尾で469ミリグラムと一見少なく見えます。

ＥＰＡとＤＨＡは魚の脂、つまり脂肪分なので、この2つが豊富になるとカロリーが増えてしまいます。

たとえば、ブリは1切れでＥＰＡとＤＨＡが2・1グラムとれますが、206キロカロリーとアジ1尾の2・4倍もカロリーがあります。アジは低カロリーで、簡単にＥＰＡとＤＨＡがとれるところが魅力なのです。

アジはショウガと一緒に食べることがポイント。味の相性もバッチリですし、ショウガの辛味成分ジンゲロンは、脂肪を燃やす働きを持っています。

2位のカツオのたたきは、薬味にニンニクを使うのが決め手。ニンニクのニオイ成分アリシンが、カツオに豊富なビタミンＢ群を効率よく使ってくれます。

3位のマグロの中トロは青魚以外でＥＰＡとＤＨＡが多い部分です。味にコクがあるので魚が苦手な人でも食べやすいのが特徴です。

4 「食事時間20分」が太る、太らないの境界線

魚や貝は「まるごと食べる」――これも太らない食べ方のコツです。

食べるのに手間がかかるので、食事の時間が長くなるのがポイント。

貝はともかく、魚は刺身が一番おすすめの食べ方。ですが、いつも刺身で食べるのは飽きてしまいますし、食事には変化をつけたいところ。

そこで、魚をまるごと一匹使った魚料理や、殻つきのままの貝料理、つまり「**まるごと料理**」をおすすめします。たとえば、サンマのように尾頭つきの焼き魚、カレイの煮つけのように魚を一匹まるごと煮た料理などです。貝料理なら、殻つきのあさりの味噌汁などもいいですね。

魚の頭や尾がある料理は、背骨もついてきます。それをお箸で取り除いて食べる

のは、切り身に比べて時間がかかります。同様に、殻つきの貝料理は殻から身を取り出すのに手間がかかります。

食べ出すまでに時間がかかると、自然に食事にかける時間が長くなります。**食べる速度が遅くなると、食べる量が少なくても満腹感が得られる**ようになります。自然に少ない量で満腹感を覚えるのでムダな食欲もなくなるのです。

私は管理栄養士として食事の栄養を研究することはもちろん、いろいろなダイエット方法についても研究しています。その過程で、「早食い」と「遅食い」に関して興味深い研究結果を発見しました。

国立健康・栄養研究所などの研究グループが、全国の女子大生を対象に実施した調査です。身長、体重、食事の内容、生活習慣について聞くとともに、食べる早さを「とても遅い」「比較的遅い」「普通」「比較的早い」「とても早い」の5段階で自己申告してもらいました。

その結果、「とても早い」と答えた人の平均体重は55・4キロ、「とても遅い」と答えた人は49・6キロで、なんと**5・8キロも差があった**のです。

少し専門的な話になりますが、人の食欲は脳の満腹中枢が刺激を受けると、おさまるようにできています。満腹であると脳が認識するのです。

満腹中枢は、主に食事が消化・吸収され、血液中に増えたブドウ糖により刺激されます。食事で得たブドウ糖は脳の満腹中枢に20分ほどかけてようやく到達します。

つまり、どんなに早く食事を終えても、**食べはじめてから20分は満腹にならない**のです。20分以内に食事を終えると、満腹中枢が刺激されていないので、なんとなくお腹が減っているように感じます。そうして、ムダに多く食べてしまうのです。

食事を20分以内に食べ終えてしまう人は「早食い」――。

「早食い」は満腹感が得られず、「大食い」につながります。大食いをすれば当然カロリー過多になります。

早食いは大食いにつながり、大食いはカロリー過多につながる。この流れが太る仕組みをつくっていたのです。

太る仕組みを脱却するのはとても簡単。**ゆっくり食事をするだけ**です。

魚に限らず時間をかけて味わうという太らない食べ方を、実践してみてください。

5 「脂肪がよく燃える」香辛料の使い方

辛味成分で体温を上げる――これも、脂肪をどんどん燃やすコツです。

料理に辛味を加えるものと言えば、唐辛子やショウガ、コショウ、ワサビなど、種類は様々。

この中で、**体の脂肪を燃焼させる辛味成分を持つのは、唐辛子とショウガ**です。

脂肪を燃焼してくれる辛味の特徴は、食べたあとに体が熱くなること。

唐辛子のきいた料理を食べると、体が熱くなって汗をかきますよね。体が熱くなるのは、食べたカロリーを体温として発散させている証拠なのです。

唐辛子の辛味成分カプサイシンは体内にため込まれている脂肪を分解する働きがあります。体の脂肪を燃焼させて、エネルギーとしてどんどん消費させるのです。

一方、**ショウガは辛味成分であるジンゲロン**がエネルギーの代謝を盛んにして、脂肪を燃焼してくれます。

食べた食事をエネルギーとして発散させ、脂肪を燃料にして体を温める効果があるのです。唐辛子と同様、食事のカロリーを体温に変換してくれます。

この体を温める効果はやせるだけでなく、免疫力を高めて病気を防ぐことにもつながります。「風邪を引いたらショウガを食べる」という民間療法は、科学的に裏づけされているものなのです。

唐辛子の辛味成分であるカプサイシンを効率よく食べることができるのが、キムチです。特に豚肉と炒めた「**豚キムチ**」**が最も太らない食べ方**です。

先述しましたが、豚肉に豊富なビタミンB_1は、糖質をエネルギーに変換し、体内のカロリーをどんどん使ってくれます。それに加えて、キムチのカプサイシンがカロリーを体温として発散させて脂肪を燃やしてくれるのです。

豚キムチは、カロリーをエネルギーに変えてくれるので、食べると体が元気にな

脂肪を燃やす最強の食べ合わせ

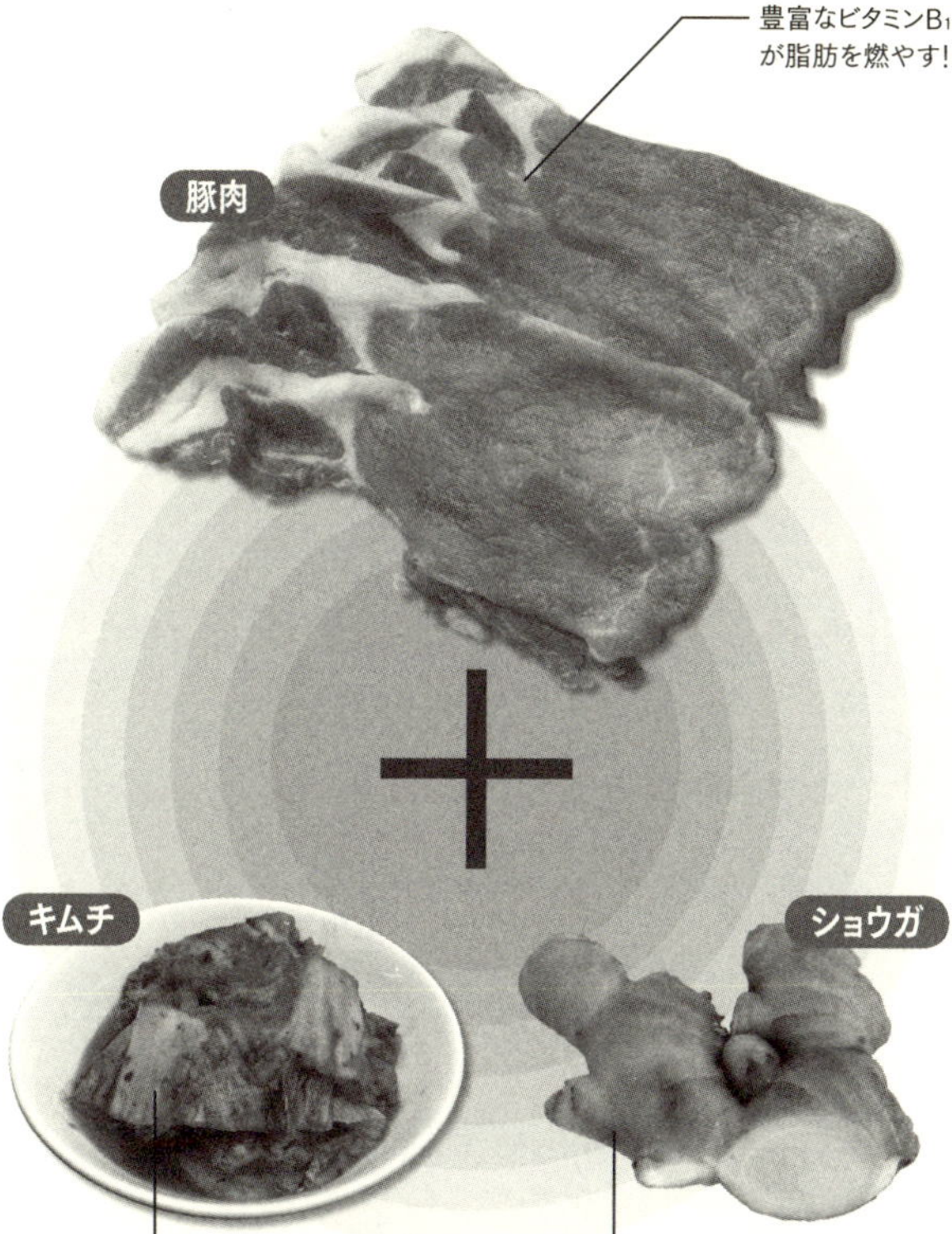
豊富なビタミンB_1
が脂肪を燃やす!
豚肉
キムチ
ショウガ
唐辛子の辛味成分
カプサイシンが
脂肪をどんどん分解!
ショウガの辛味成分
ジンゲロンが
エネルギー代謝を促進!

っていきます。体を健康にしながら、やせることのできるお得な料理です。

では、ショウガの辛味成分であるジンゲロンをしっかり食べることができる料理はなんでしょうか？

それは**「豚肉のショウガ焼き」**です。1人前にショウガを1カケ、20グラムをたっぷりと使っても、辛味が気にならないメニューです。豚肉のビタミンB_1と、ジンゲロンの相性は抜群。**脂肪燃焼はもちろん、風邪予防にも効果的**です。

ただし、1つだけ注意したいのは唐辛子のカプサイシン。カプサイシンには食欲を増進する働きがあります。私も、辛い辛いと言いながら、なかなか箸が止まらなくなってしまったことは何度もありました。

胃の粘膜への刺激も強いので、唐辛子を一度に大量にとるのは控えましょう。

体の脂肪を分解させつつ、ムダな食欲を起こさずに胃を守るには、辛味成分が強すぎるタネは抜いて、多く食べる日でも1日に2分の1本くらいまでが目安です。

6 カツオ、マグロ、サケ、サンマで「脂肪肝」を防ぐ！

肝臓に脂肪がたまるのを防ぐ魚――それはカツオ、マグロ、サケ、サンマです。この４種の魚に豊富な**「ビタミンB_6」**が、肝臓にたまろうとする脂肪を撃退してくれるのです。

そもそも、肝臓に脂肪がたまるとはどういうことでしょうか？

お酒を飲むと太る原因は、糖質を含む日本酒やビール、カクテルなどのカロリーと、お酒に合わせて食べてしまうおつまみのカロリーにあります。

じつは、飲みすぎたお酒のカロリーと食べすぎたおつまみのカロリーは、お酒を分解してくれる「肝臓」にたまりやすいのです。

肝臓は体内にアルコールが入ってくると、それを分解することに集中します。

しかし、お酒を飲む量が多いと分解が追いつかなくなります。お酒に強い人でも、ビール350ミリリットル、缶1本のアルコールを分解するには約2~3時間はかかります。分解が追いついていない状態は、頭痛がする、気持ちが悪くなる、翌日二日酔いになるといった目印があります。

お酒のアルコールは最後まで分解されると、炭酸ガスと水という無害なものに変化します。

問題なのはお酒が分解される過程で、アセトアルデヒドという物質になってしまうこと。アセトアルデヒドは、**脂肪の分解を抑える**とともに、**中性脂肪の材料である脂肪酸の合成を促す働きがある**のです。

お酒を飲みすぎる、アルコールの分解が追いつかない、アセトアルデヒドがたまる……、これが肝臓に脂肪がたまってしまう流れなのです。

あまりにも肝臓に脂肪がたまると、肝臓が「脂肪肝」と呼ばれる肥満状態になってしまいます。

現在、30~40代を中心に脂肪肝の人が増えていて、動脈硬化をはじめとする様々な生活習慣病を引き起こす原因になっています。

肝臓は「沈黙の臓器」と呼ばれるほど、多少の負担があっても音をあげません。症状として体に表れないので、肝臓の異常は気づきにくいのです。

そんな肝臓の肥満症状、**脂肪肝になるのを防いでくれるのが、ビタミンB_6**です。「飲みすぎたなぁ」と感じたときこそ、ビタミンB_6が豊富な4種の魚——カツオ、マグロ、サケ、サンマの出番です。

この4つの魚は、どれか1種類だけでも十分です。ただし、量はしっかり食べること。焼き魚なら1切れや1匹分。刺身なら、マグロで8切れ分は確保したいところです。気をつけてほしいのは、刺身のサケはサーモンと呼ばれる別の種類のサケ。ベニザケを焼いて食べるのがおすすめです。

フライにすると余分な脂肪がたまってしまうのでNG。飲みすぎた次の日からは、しっかりと肝臓を休ませてあげましょう。

体の中の肥満も防ぐことが、健康的にやせることにつながっていくのです。

7 食べすぎを帳消しにする翌日の「頭のいいランチ」

コーヒーショップのランチ——前日の食べすぎを帳消しにするランチです。

意外かもしれませんが、**コーヒーショップのランチはメニュー次第で低脂肪、低カロリー食になります**。

前日に食べすぎたあとは、カロリーの帳尻を合わせようとして、朝食や昼食を抜いてしまいがち。特にこうした傾向は、ダイエットに取り組んでいる女性に多いです。これはかえって太るのでやめましょう。抜いた次の食事で空腹感が強くなりすぎて、また食べすぎてしまうからです。

前日に食べすぎたと感じていても、少しでもいいので朝食を食べておき、昼食のドカ食いを防ぐことが大切です。

では、食べすぎた翌日はどんな昼食がいいのでしょう?

本音を言えば自炊をして、低脂肪、低カロリーのバランスのいい食事をとってほしいところ。ですが、手間もかかりますし、忙しく働いている人には難しいことですよね。

外食で昼食を済ませる場合にぴったりなのが、コーヒーショップのランチ。個人経営の喫茶店ではなく、スターバックスやタリーズなどのチェーン店です。

選ぶメニューは、**サンドイッチとドリンクのセットがベスト**です。

サンドイッチはコンビニのものに比べてはさんである野菜の量が多く、具のボリュームがあります。むしろ、具がしっかりと多めにはさんであるものを選びましょう。その分カロリーは上がりますが、栄養のバランスがいいのです。

サンドイッチとドリンクのセットは、平均して約550~650キロカロリー程度です。

これは、やや軽めの昼食のカロリー。たとえば、コンビニのパスタとコーヒーだけで済ませた昼食と同じくらいです。野菜の分量が多い分、サンドイッチのセットのほうが栄養のバランスが優秀です。

そして、重要なポイントはドリンクをMサイズ（350ミリリットルが目安）にすること。Mサイズは当然Sサイズよりも水分量が多くなります。

チェーン店によってドリンクのサイズの名称と容量にばらつきがあります。カフェ・ド・クリエではLサイズでちょうどいいです。エクセルシオールカフェやドトールではLでも約80ミリリットル足りません。そんなときは水を飲んで足しましょう。備えつけのグラスに7分目ぐらいが目安です。

飲む量が多いと、水分だけでお腹が満たされてきます。しかも、たくさんの水分が胃に流れ込んでくると食欲を増進するホルモンの分泌が抑えられます。

ドリンクの選び方もコツがあります。

ホットかアイスかは、**迷わずアイス**。アイスを選ぶと氷で分量が増えているため、水分量は確保しつつカロリーはホットよりも30〜40キロカロリーほど低くなります。

コーヒーかカフェオレかはコーヒーが正解。カフェオレのように牛乳が入ったドリンクは、100キロカロリーほどアップします。ミルクがほしければ、コーヒーフレッシュがおすすめ。コーヒーフレッシュは13キロカロリーしかありません。

サンドイッチのセットをおすすめするのは、前日食べすぎている場合、脂肪をとるのを控える必要があるから。

前日の夜に唐揚げなど揚げものをたくさん食べていると、体の中では脂肪があふれています。そこで翌日は、脂肪とカロリーの両方を抑えた食事をすることで、食べすぎを帳消しにするのです。

ですから、脂肪が多くカロリーが高いカツサンド、マヨネーズ味のたまごサラダなどは選んではいけません。

野菜とハムやチーズ、チキン、エビなどを挟んだサンドイッチを1パック、これくらいで済ませてしまうのがちょうどいいのです。

8

「缶コーヒーを飲まない」だけで確実にやせる！

缶コーヒーは買わない——これだけで確実にやせていきます。

コーヒーは缶コーヒーではなく、コンビニのセルフ式のドリップコーヒーで飲むのがおすすめ。最近は、どのコンビニにもセルフ式ドリップコーヒーが置いてあるので、探し回るようなことはないはずです。

コンビニのセルフ式ドリップコーヒーをおすすめするのは、追加する**砂糖やコーヒーフレッシュの量が一目瞭然**だから。砂糖を入れるか、ブラックで飲むか、自分でカロリーをコントロールできるのです。

缶コーヒーとセルフ式ドリップコーヒーのカロリーが、どれくらい違うのか具体的に見ていきましょう。

コーヒーを飲む場合、ブラックならどこで何を飲んでも5キロカロリーと大きくは変わりません。

しかし、砂糖やミルクが入ったものやカフェオレとなると、ドリップ式コーヒーと、缶コーヒーとではカロリーに大きな違いが出てきます。

セルフ式ドリップコーヒーの、スティックシュガーやアイス用のシロップの量が大きなポイント。ドリップコーヒーなら、スティックシュガー1本とコーヒーフレッシュ1個を使うと、合計30キロカロリーになります。

ところが、**加糖の缶コーヒー、たとえば、ジョージアのエメラルドマウンテンブレンド（170グラム）は約63キロカロリーとほぼ2倍**。スティックシュガーに換算すると5・3本も入っているのです。

微糖の缶コーヒーだとカロリーはほぼ同じですが、人工甘味料を使用しているので味の好みが分かれます。

カフェオレの場合は、コンビニのセルフ式なら約75キロカロリーです。缶は約82

キロカロリーで大きな違いはありません。

しかし、栄養成分を見ると糖質の量が大きく異なるのです。コンビニのセルフ式なら約6グラムなのに対し、**缶コーヒーは約15・4グラムと糖質の量は2・5倍以上も差があります**。

カフェオレとはコーヒーに牛乳をブレンドしたもの。本来、牛乳を追加したのならタンパク質が増えるはずなのに、缶入りのものは糖質が増えている。糖質が多いということは単純に砂糖が多いということです。

一見似たようなカロリーでも、缶のカフェオレは砂糖が多いという事実。余分な糖質は脂肪に変化して体にたまり、太る原因になります。

缶コーヒーを1日に何本も飲む人は、これをコンビニのドリップ式コーヒーに変えるだけでカロリーがかなりカットできます。

コーヒーをどこで買うか——毎日の習慣を少し変えるだけですから、意識してみてください。

9
ベジタブルファースト――「食前の野菜ジュース」の効果

野菜ジュースを食前に飲む――そんなことが「やせる習慣」になります。
野菜ジュースには、ダイエットサポート効果があるのです。

「**ベジタブルファースト**」という言葉をご存じですか?

食事の食べはじめに野菜を食べるとダイエット効果があることから、この言葉が生まれ推奨されています。

食事のはじめに野菜を食べると、食後の血糖値の上昇がゆるやかになります。血糖値の上昇がゆるやかになるというのは、簡単に言えば**食後の満足感が長く続く**ということです。

すると、ムダな食欲が湧かないのでダイエットにつながります。

そうは言っても、いつも野菜をしっかり食事に取り入れるのは案外難しいこと。そこで、野菜ジュースを食前に飲むことをおすすめします。「ベジタブルファースト」は、野菜ジュースでも簡単に実現できるのです。

カゴメ株式会社の調査によれば、野菜ジュースを食前30分に飲むと、食事の食べはじめに野菜を食べた場合と同じように、食後の満腹感が長持ちするという研究結果が出ています。

野菜ジュースのよさは、野菜不足を手軽に補えること。特に、野菜に豊富な**ビタミン・ミネラル類を補給すれば体に脂肪がたまりにくくなります**。

それぞれの野菜によって豊富なビタミン・ミネラル類は違いますが、野菜ジュースなら色で役割を判別することができます。

野菜ジュースの役割は大きく3つに分けられます。具体的に見ていきましょう。

◎「オレンジ系」

にんじんを中心につくられているので、にんじんのベータカロテンが豊富。ベータカロテンには**美肌効果**があります。皮膚の新陳代謝を盛んにし、肌の老化を防いでくれます。美肌を保つためには日頃のスキンケアだけではなく、ベータカロテンの適度な摂取も大切な条件なのです。

◎「グリーン系」

青菜類を中心にしているため、緑色の色素成分であるクロロフィルが豊富。クロロフィルには、整腸作用があり、便秘対策になります。**ポッコリと下腹が出てしまっている人には特に効果的**。コレステロール値を下げる効果もあるので、健康的にやせることができます。

◎「レッド系」

トマトが中心で、リコピンが豊富。リコピンの特徴はなんと言ってもアンチエイ**ジング効果**。紫外線のダメージから肌を守り、体の老化にブレーキをかけます。また発がんを予防し、がん細胞の成長を抑えます。

リコピンだけで体が若くなることはありませんが、不足しないようにすることは重要です。

野菜ジュースは、**野菜汁100パーセントのものを選ぶのがコツ**。

家庭で野菜ジュースをつくると、野菜特有の苦みが含まれています。

しかし、市販のジュースに苦みを感じないのはなぜでしょう?

これは原材料に「さとう大根（甘藷《かんしょ》：ビート）」という甘味の強い野菜を使っているからです。甘い野菜が多いと苦みが減って飲みやすくなりますが、その分、糖分も増えてしまいます。野菜汁に果汁がブレンドしてあると、むしろ太りやすいことは覚えておきましょう。

ほかにも、市販の野菜ジュースには、1日の野菜摂取量の目標量である350グラムを使用しているとアピールしている製品があります。

しかし、市販の野菜ジュースには濃縮加工する過程で熱が加わります。加熱されることで熱に弱いビタミンCなどは壊れてしまいます。

野菜ジュースは「色」で選ぶ！

オレンジ系
にんじんが中心。

にんじんのベータカロテンは美肌効果抜群！

「肌の若返りジュース」

グリーン系
青葉類が中心。

緑色の色素成分クロロフィルは整腸効果抜群！

「便秘撃退ジュース」

レッド系
トマトが中心。

トマトのリコピンはアンチエイジング効果抜群！

「老化防止ジュース」

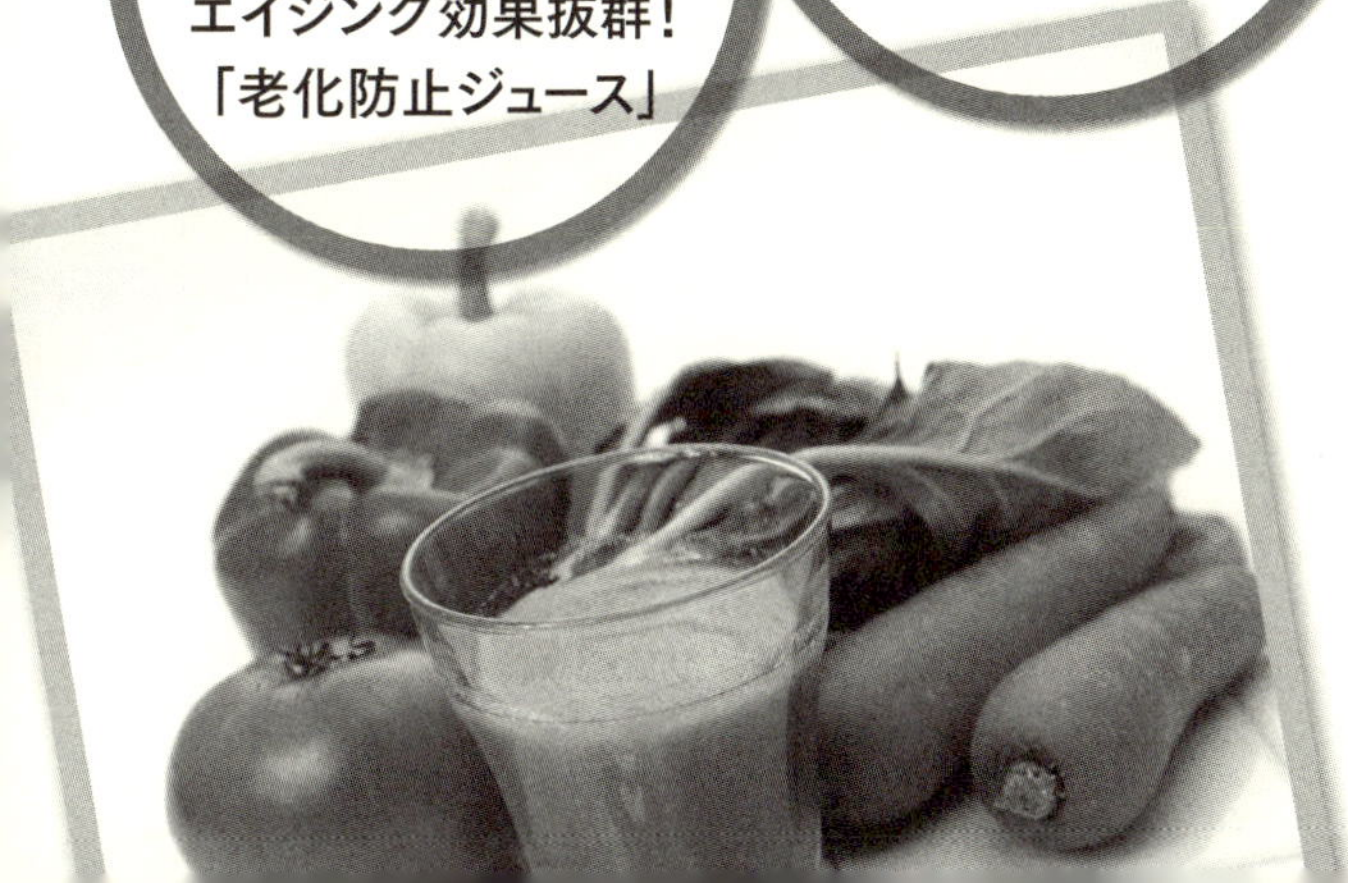

さらに、ジュースを飲みやすくするために、食感がザラザラする食物繊維は、一部捨てられてしまいます。

わかりやすいイメージは、野菜ジュースをミキサーでつくるとドロドロになります。このドロドロが、食物繊維です。市販の野菜ジュースはサラサラしていますよね。飲みやすいですが、**本来野菜が持っている食物繊維の力は減少**しています。

市販の野菜ジュースは、野菜を料理としてそのまま食べた場合と栄養的な意味が変わってきます。市販の野菜ジュースは、それを飲むだけで野菜をとっていることにはなりません。

あくまで「ベジタブルファースト」を簡単に実現する手段、普段の野菜不足を助けるアシスタントなのです。

外食などで野菜が少なくなることがわかっているときにこそ、野菜ジュースの出番。栄養のバランスがとれ、ダイエット効果も高くなります。

5章

「ムダな食欲」がみるみる消える習慣

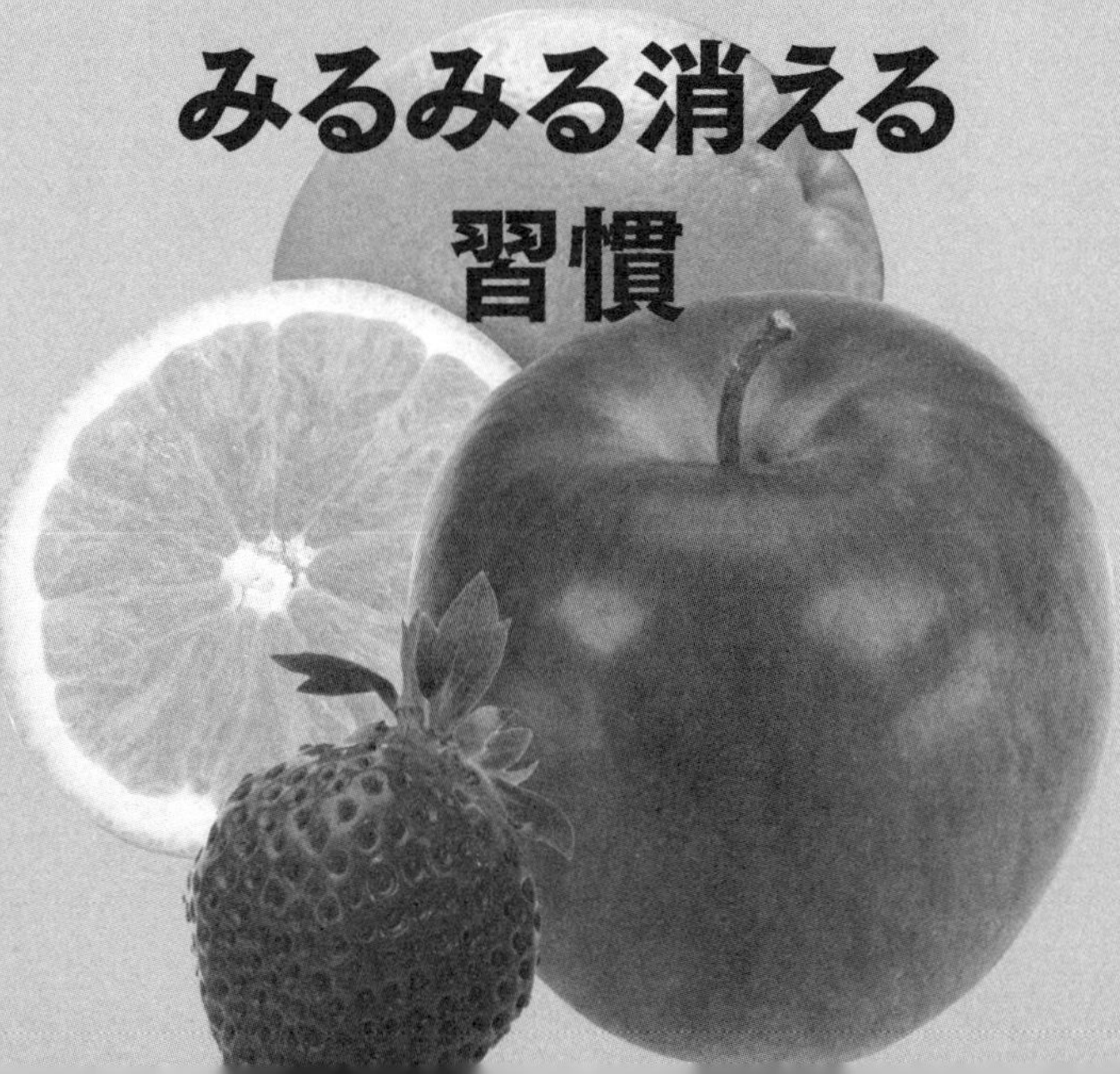

1 「食べる順番を変える」だけでムダな食欲が消える！

食べる順番を守る――これだけで、あなたは確実にやせることができます。

同じメニューを食べても、「食べる順番」しだいでは、太るか、太らないかが明確に分かれます。

もしかしたら、食事内容を無理に変えなくても、**食べる順番を少し変えるだけで、やせることができる**かもしれません。

あなたは、これまで食べる順番について考えたことがありますか？

これまで関心がなかった人は、今すぐに意識を切り替えてください。好きなものを好きな順番で食べていては、いくら食事内容に気をつけても、効果は半減してしまうからです。

では、どんな順番で食べるのがよいのでしょう？

まずは、**お茶を飲んでから、汁もの（味噌汁やスープ類）に箸をつけましょう。**

最初に水分をとる理由は、お腹が膨らむからです。水分でお腹が膨らむと、胃から食欲を高めるホルモンの分泌が抑えられます。

お茶は、湯飲み半分～1杯程度が目安。

汁ものは、具を食べて、お腹に固形物を送ることがポイント。

これで空腹感をやわらげることができます。

次に、野菜料理を食べます。

野菜はしっかり噛むようにします。特に、ゴボウやレンコンのような固い食品があると、自然に噛む回数が増えます。

前述したように、噛む回数が多いほど、少量の食事で**満腹感を得やすくなる**のです。野菜は低カロリー、低脂肪食品です。カロリーが低いので、たっぷり食べましょう。

その次は、メインディッシュにあたる肉や魚料理です。

肉や魚料理は、タンパク質源です。何度も述べているように、タンパク質には食後に体温を高める、食べたものをエネルギーに転換する作用があります。だから、しっかりとることが大切です。

最後に箸をつけるのは、ご飯や麺類などです。すでにあれこれと食べたあとなので、主食にあたるご飯や麺類は、少しの量で十分な満腹感が得られます。

ご飯や麺類は玄米や胚芽米、雑穀入りにする、固い食感のものに変えると自然に噛む回数が増えます。

しっかりとよく噛めば、脳に刺激が伝わり満腹感が大きくなります。満腹感があればムダな食欲は湧いてきません。

食事は飲みものから——この順番でムダな食欲を抑えることができます。

食べる順番を変えれば太らない！

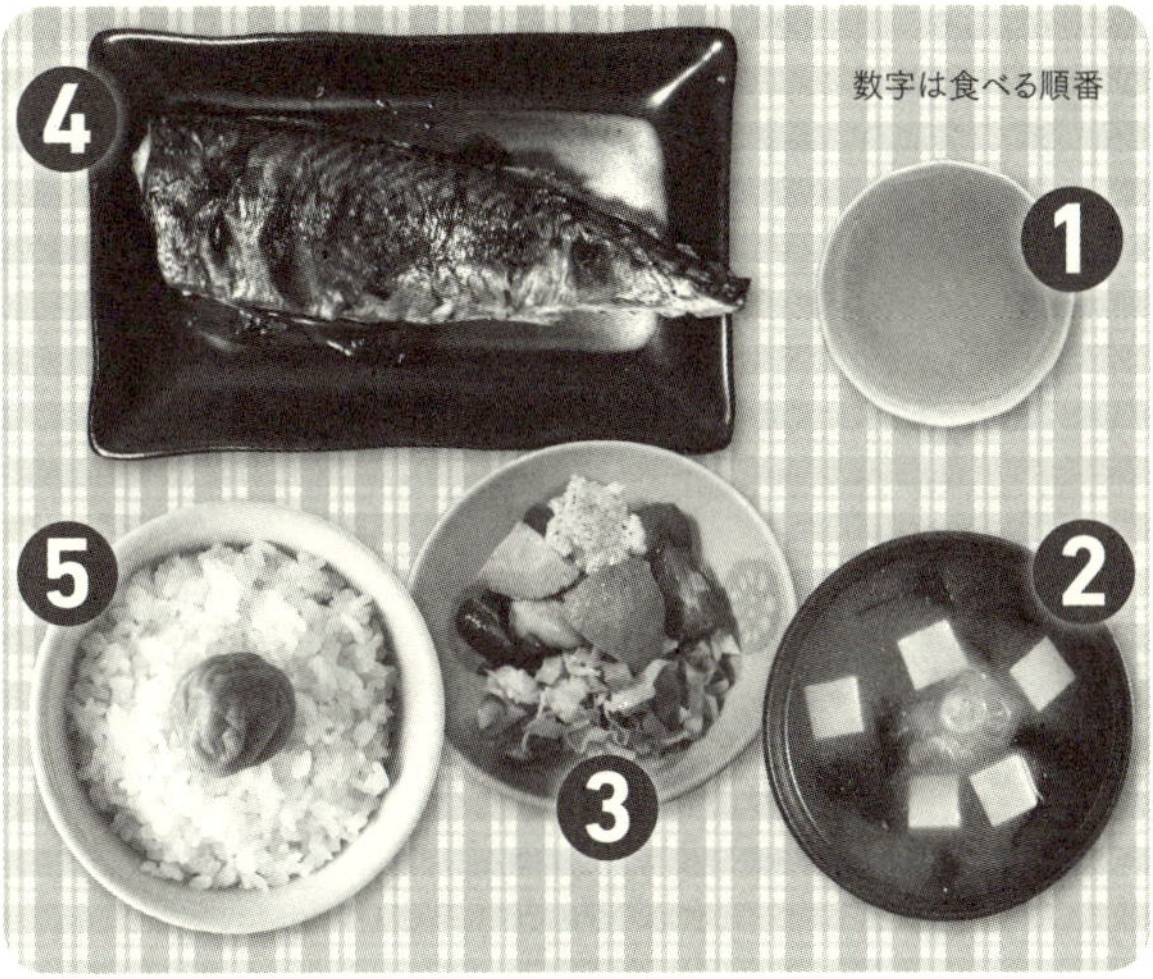

太らない食べ方のコツ

① お茶や汁物、水分からとる。

② 野菜をよく噛んで満足感を得る。

③ おかずでタンパク質をしっかりとる。

2 「やせる」「肌・髪が若返る」理想の食べ物

コンニャク、きのこ、海藻類ばかり食べる——これではダイエットは失敗します。

コンニャク、きのこ、海藻類は、いずれも体にいい食品です。

しかし、これらばかり食べても、ダイエットには成功できないのです。なぜでしょうか?

すぐに**食べ飽きてしまい、それがストレスにつながる**からです。

特有の風味が苦手、独特の食感がイヤ、甘味や脂肪などの惹きつけられる味がしない、料理メニューのレパートリーが少ない……。

人によって様々な理由が考えられますが、イヤイヤ食べるのはダイエットの天敵。ストレスを感じてしまうと、必ず反動が起きます。好きなものを食べてストレスを解消しようとするのです。だから余計なものを食べてしまい、やせるはずが、逆に太ってしまうことになるのです。

前述したように、コンニャク、きのこ、海藻類は栄養のバランスを考えると、健康的な食品です。どれもほとんどカロリーがないのが共通した特徴です。

食物繊維には、水に溶ける「水溶性食物繊維」と、水に溶けない「不溶性食物繊維」の2種類があります。どちらも便秘解消に役立ちます。

コンニャクはボリュームがたっぷりですが、約97パーセントが水分。コンニャクに含まれる食物繊維である「**コンニャクマンナン**」**は、水溶性食物繊維**。これが、**糖質や脂質の吸収を抑制する**作用を持つのです。

きのこ類は不溶性食物繊維が豊富で、噛む回数を増やして満腹感を引き出す働きがあります。また消化が悪いので、**満腹感が持続しやすい**特徴があります。腸の善玉菌を増やして腸内環境をよくします。

海藻類は水溶性食物繊維が豊富。腸内で栄養素の吸収をゆっくりにします。炭水化物を消化するために分解された**ブドウ糖の吸収もゆるやか**なので、満腹感が長持ちします。

また、海藻類は血糖値の急上昇を防ぎ、糖尿病予防に役立ちます。余分なコレステロールの吸収を抑え、脂質異常症を予防し、さらには食塩のナトリウムを体外に排泄し、血圧を下げて高血圧を防ぐ働きもあります。

とはいえ、**カロリーコントロールだけにとらわれて食べるのはNG**です。

本来、これらの食品のよさは、ほとんどカロリーがないことと食物繊維が豊富なこと。カロリーが少量であれば量をたっぷり食べることができます。

そのメリットを踏まえて、**ほかの食品に置き換える**のです。ほかの食品に置き換えることで、別の食品に含まれる栄養素を取り込むことができます。

ただ、どの食品に2種類のうちのどちらの食物繊維が豊富で、どの食品で代用するか、ということを覚えるのは面倒です。

そこで、2種類の食物繊維の両方が多く含まれている食品を食べるようにすると

水溶性・不溶性
2つの食物繊維が豊富な食品

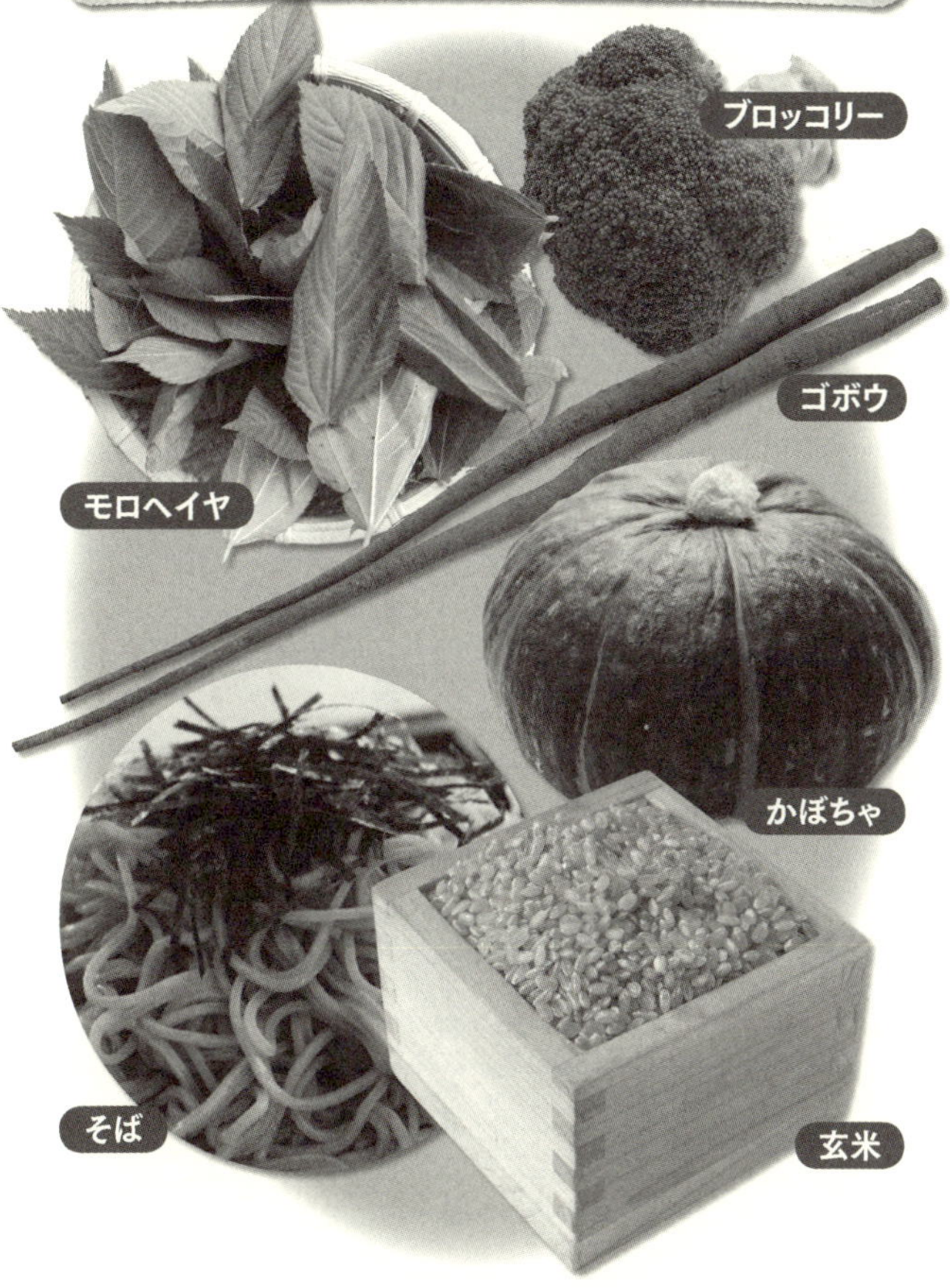
ブロッコリー
ゴボウ
モロヘイヤ
かぼちゃ
そば
玄米

いいでしょう。

おすすめの食品は、モロヘイヤ、ゴボウ、ブロッコリー、かぼちゃ、納豆、フランスパン、ライ麦パン、スパゲッティ、干しそば、玄米。ほかにも胚芽米や雑穀米が効果的です。

しかもモロヘイヤとブロッコリー、かぼちゃは緑黄色野菜。ベータカロテンが豊富な緑黄色野菜は、**肌や髪をつややかにする「美容食品」**です。

フランスパン、干しそば、玄米や玄米入りご飯、雑穀米などは主食になります。主食は毎日食べるものなので、効率よく食物繊維をとることができます。

納豆のネバネバに含まれるナットウキナーゼという酵素は、ビタミンB_2を増やします。ビタミンB_2は体脂肪を分解させるので、太りにくくする働きがあります。

イヤイヤ食べない――これがムダな食欲を消すコツです。

3 ストレス太りを防ぐ「パントテン酸食品」とは？

ストレスをためない――これができれば、みんな苦労はしません。

たとえ、いま肥満気味な人でも、**ストレスを解消するだけで、相当やせることができる**はずです。

何度も言うように、ストレスと食欲は、それほど密接に結びついているのです。

「ストレス太り」という言葉があるように、ストレスがたまると食欲を増やすホルモンがたくさん分泌されるため、食べたい気持ちがガマンできなくなります。

食欲が増えるホルモンが脳から分泌されると、**自分の気持ちでコントロールがしにくくなります**。だから、ストレスがたまると、食欲が抑えられなくなり、結果的に太ってしまうのです。

では、ストレスによって増えてしまった食欲には、対抗しようがないのでしょうか?

じつは、1つだけ方法があります。

「抗ストレスホルモン」をたくさんつくり出せばいいのです。そのためには、次の3つのビタミンをとる必要があります。

1つめは、抗ストレスホルモンの材料である**パントテン酸**(ビタミンBの一種)を豊富に含む食品をしっかり食べることです。これが最も重要です。

具体的には、レバー類、鶏もも肉(皮なし)、牛ヒレ肉、子持ちガレイ、ニジマス、タラコ、ウナギ、イワシ、納豆、アボカド、さつまいも、モロヘイヤなどです。

2つめは、抗ストレスホルモンの分泌をよくする**ビタミンC**です。

ビタミンCはストレスがかかるほど消耗が激しくなります。ですから、柑橘系の果物やいちご、キウイ、赤ピーマン、ブロッコリーなど、多く含まれている食品を欠かさず食べましょう。

ストレスに強くなる食べもの

まずは、
パントテン酸を多く含む食品を食べよう

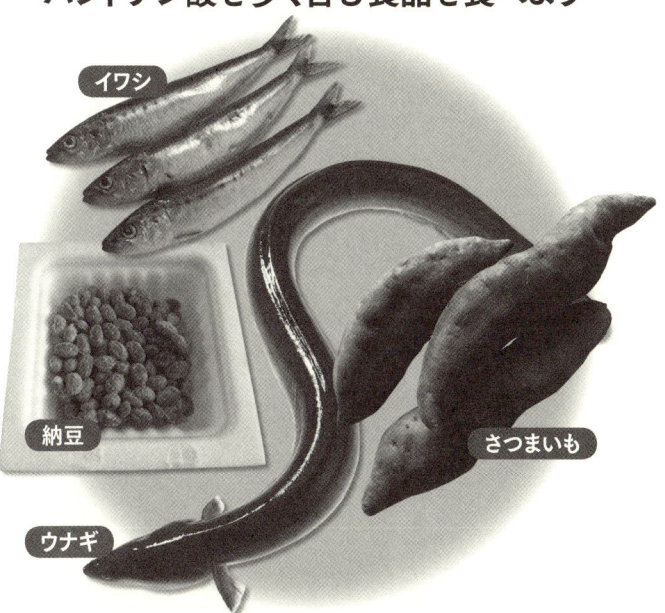

ストレス太りとは
さよなら！

果物は生に限ります。**缶詰はビタミンCが壊れているのでNG**です。

3つめは、抗ストレスホルモンをつくる副腎を助ける**ビタミンE**です。ニジマス、ウナギ、ハマチ、子持ちガレイ、タラコ、アーモンド、ひまわり油、サフラワー油、かぼちゃ、モロヘイヤ、アボカドにたくさん含まれています。ビタミンEは油に溶けるビタミンです。ビタミンEが多い油を、炒めものやドレッシングに使うと手軽にとることができます。

パントテン酸とビタミンCは体にため込めない成分です。また、コーヒーなどカフェインの多いものや、お酒はパントテン酸を減らしてしまいます。

紹介した食品の中で、重なっているものは、特に重要な食品と言えます。

ストレスを強く感じたら、**まずパントテン酸の多い食品を優先的に食べましょう**。

食べもので「抗ストレスホルモン」をつくる――これでストレス太りを防ぐことができます。

4 「オレンジジュース」1杯が食べすぎを防ぐ

ついつい食べすぎてしまう――これはオレンジジュースで簡単に解決します。
オレンジジュースに含まれる**水分と豊富なビタミンCが、力を合わせて食べすぎを防いでくれる**のです。

食べ出したら止まらない、箸を置くひまもなく飲み込む勢いで食べてしまう……。ついつい食べすぎてしまう人の食べ方の特徴です。

こうした「食事を勢いで食べてしまう人」の食べすぎを防ぐコツは、意識して一呼吸つくこと。ゆっくり噛んで食べるようにしたり、食事の途中で箸を置くなどして、食べすぎないように気を使いましょう。

ただ、食べ方は一種の癖のようなもの。直せと言われて直せるほど簡単な話でもありません。

そこで、食前にオレンジジュースを飲むことをおすすめします。

まず、胃に水分が入ると、食欲を高めるホルモンの分泌を減らすことができます。水分でお腹が膨れますから、自然と食べる量も減ります。

では、ビタミンCはどのように働くのでしょうか？

オレンジジュース（濃縮還元）は、**果汁100%のもの**に限ります。コップ1杯でビタミンCが84ミリグラムほど含まれています。

濃縮還元と言われてもピンとこないかもしれません。原料となる野菜・果実からジュースを搾《しぼ》ったあと、水分を除く濃縮加工をし、これに再度水分を加え、元の濃度に戻す（還元）ことです。野菜や果物ジュースの製造方法として広く使われています。

濃縮する時期を**野菜や果物の旬の一番栄養豊富な時期に行なう**ので、野菜・果物をそのまま搾ったストレートジュースとほとんど変わらない栄養成分を持っています。オレンジジュースに限っては、ストレートジュースと比べてカロリーは同じなのに、**パントテン酸とビタミンCが約2倍**に増えています。

食事で得たビタミンCが体内に豊富にあると、ストレスに強くなります。イライラがおさまるので、やけ食い、やけ酒を防ぎます。ストレスがかかるとビタミンCをドンドン消耗するので、しっかり補給しましょう。

また、肌にハリを持たせ、シミのもとであるメラニン色素ができるのを抑えます。風邪にも強くなり、免疫力がアップし、**体の老化にブレーキをかけます**。

飲むタイミングも、食前にと述べましたが、食べはじめでも、食べながらでも効果があります。

5 「就寝2時間前のお茶、お酒」は肥満のもと

毎日しっかり眠る――それだけで、太りにくくなります。

前述したように、脂肪を分解する作用がある成長ホルモンは、眠っている間に分泌されるからです。

じつはもう1つ、眠ると太りにくくなる大きな理由があります。

しっかり眠ると、ムダな食欲が発生するのを抑えることができるからです。

睡眠時間が短いと、食欲を刺激するホルモンの分泌が多くなります。ホルモンによって生じた食欲は、いくら自分が意思を強く持とうとしても負けてしまいます。だから、太らないためにも、毎日の睡眠時間をきちんと確保することが大切なのです。

では、どれくらい眠ればいいのでしょうか？

専門家によれば、7時間程度の睡眠が理想とされているようですが、私は「**適切な睡眠時間には個人差がある**」と考えています。

翌日に疲れを残さない、あるいは日中にウトウトしない、といったことを目安にすればいいのではないでしょうか。

睡眠を促す効果のある食品は、前述した牛乳以外、じつはまだハッキリとわかっていません。

逆に、睡眠を邪魔する食品は明らかです。みなさんご存じのとおり、カフェインです。**カフェインには、目を冴えさせてしまう覚醒効果**があります。

カフェインが多く含まれているのは、コーヒーや玉露、コーラ類、栄養ドリンク類など。

カフェインから受ける作用の強さや持続時間は、個人差が非常に大きいです。たとえば、栄養ドリンクを飲んだら、夜でも目が冴えてしまう人、コーヒーを飲んだ直後でもすぐに眠れる人など、バラバラです。

とはいえ、なるべくなら、**就寝2時間前にはカフェインを多く含む飲みものを控えたほうがいい**でしょう。

ほかにも、眠りを妨げるものがあります。お酒です。

お酒を飲んで酔いが回ってくると、しだいにウトウトして眠くなります。その働きを利用して、寝る前にお酒を飲む人もいます。

でも、これは逆効果です。

お酒によってもたらされた睡眠は質が悪いため、本来ならやせるはずが、逆に太る原因になってしまうのです。

経験がある人はおわかりかと思いますが、酔った勢いで眠ると、なぜか朝早く目覚めてしまいます。

「もっと眠っていたいのに……」と思っても、目がパッチリ冴えてしまって眠れない。運よく眠れたとしても、とても浅い睡眠で、何度も目が覚めてしまったあげく、疲れを残して、目覚めの悪い朝を迎えることになるのです。

本来、睡眠には、心身の疲労回復だけでなく、ストレス解消や、食欲を刺激するホルモンの分泌を抑える効果があります。しかし、熟睡ができなければ、本来の睡眠効果を得ることはできません。

それに、睡眠時間が短いと食欲を刺激するホルモンが多く分泌されて、ムダな食欲が湧いてしまいます。

お酒に頼った睡眠は、1つもいいことがないのです。

睡眠時間をしっかり確保するためにも、眠りを妨げるものと上手につき合うようにしましょう。

しっかりと眠ることができれば、食欲を抑えるホルモンがドンドン分泌されます。

ムダな食欲に惑わされることもなくなるのです。

6 「水をよく飲む人」ほど、なぜかやせている

水を飲みすぎると「水太り」する——これは**真っ赤なウソ**です。

なぜなら、人の体は一定の水分量を維持するようにできています。**一定量よりも体の水分量が増えすぎると尿として外に出してしまう**からです。

水を飲むと、体の中に一時的に水がたまるので、体重は増えたように感じますが、それがいつまでも定着することはないのです。

この体内に一定の水分を保とうとする働きを「**ホメオスタシス**（**恒常性**）」と呼びます。人の体温が36度前後で保たれているのも、ホメオスタシスの働き。この働きがあるため、「水太り」はあり得ないのです。

また、体内の水分量が多少変化したところで、体内の脂肪の増減には関係ありま

せん。脂肪の量が減らなければ、やせたことにはならないのです。

むしろ、水やお茶類など**カロリーの低い飲みものは、たっぷり飲んだほうがやせます**。水分がお腹にたまると、胃が膨れて、食べものが入る余地が少なくなります。食べものが入りづらくなると、少しの食事量でお腹いっぱいになります。少しの食事量で満腹になれば、摂取するカロリーも少なくなるからです。

では、どの程度の量の水分を飲んだらよいのでしょうか？

コップ1杯（200ミリリットル）程度を、食事中も含めて1日7〜8回飲むのが目安。

まとめてコップ2杯分（400ミリリットル）を一度に飲むのは大変です。何回かに分けて飲んだほうが、お腹が膨らみやすいのでおすすめです。

7 フルーツを上手に食べて「やせ体質」になる！

いちご、キウイ、りんご——フルーツを上手に食べるとキレイにやせます。

フルーツの中でも、この3つが断然おすすめ。**体を「やせ体質」にしてくれるダイエットの強い味方**なのです。

なぜ、いちご、キウイ、りんごがおすすめなのでしょうか？

はじめから矛盾するようですが、じつは一般的にフルーツはダイエットにおすすめの食材ではありません。なぜなら、フルーツには、吸収が早く体の脂肪に変化しやすい単糖が豊富だからです。単糖とは、特有の甘味成分である果糖、ブドウ糖をはじめ、デンプン、砂糖の主成分であるショ糖などです。

フルーツを食べるなら、単糖の少ないものを食べなければなりません。そこで、おすすめなのが、先にあげた3つのフルーツなのです。

たとえば、通常食べる量で比較すると、バナナ1本には23・3グラムの単糖が含まれています。それに対し、いちごは6個で5・5グラムと、約4分の1しか含まれていません。ちなみに、キウイは1個で6・9グラム、りんごは2分の1個で13・8グラムと、やはり比較的少ないのです。

いちご、キウイ、りんごは食べても太らないフルーツです。

それどころか積極的に食べれば**キレイにやせることができるフルーツ**なのです。

注目すべきは、この3つのフルーツに豊富に含まれる**不溶性食物繊維のペクチン**。

ペクチンは水分を吸収して数倍から数十倍に膨らむ特徴があります。この特徴によって、腸内で便がやわらかく大きなものになります。

やわらかい大きな便は腸壁を刺激して腸の動きを活発にします。活発になった腸からは、柔らかい便がスルッと出るので便通がよくなるのです。摂取したカロリーが大きな便としてドンドン出て行けば、下腹がポッコリ出ることはありません。

しかも、ペクチンは血中コレステロール値を下げ、体に好ましくない物質を体外に排出する働きを持っています。肉の脂身を食べたり、脂肪の多い食事をしたあとに、この3つのフルーツを食べれば体の大掃除をしてくれるのです。

いちご、キウイ、りんごをおすすめする最大の理由です。

この3つのフルーツの秘められた力はまだまだあります。

ヨーグルトと食べ合わせることで、その真価を発揮するのです。

ヨーグルトと一緒に、いちご、キウイ、りんごを食べることが、体を「やせ体質」にする決め手になります。

東京農工大学大学院テニュアトラック特認准教授の木村郁夫氏らの研究によって、腸内細菌によってつくられる**短鎖脂肪酸が「天然のやせ成分」**であることが明らかになりました。

腸の中で生まれる短鎖脂肪酸は、食べすぎた糖質や脂肪のため込みを防ぎ、しかも余分なカロリーを消費するという、2つの働きで体をやせ体質に変化させてくれる優れものです。

簡単に言えば腸内で**短鎖脂肪酸が増えれば増えるほどやせやすくなる**ということ。

では、短鎖脂肪酸を増やすには、どうすればいいのでしょう？

短鎖脂肪酸をつくり出す腸内の菌は1種類の菌ではなく、いくつかの種類の菌がかかわっています。つまり、腸の中に菌を増やすこと、もっと言えば善玉菌を増やすことが、短鎖脂肪酸を増やすことにつながります。

善玉菌は食物繊維をエサにして増えていきます。善玉菌を増やすために、どんどん腸内に食物繊維を送る必要があるのです。

つまり、やせ体質になるために必要不可欠な短鎖脂肪酸をつくるためには、善玉菌が必要であり、善玉菌をつくるためには食物繊維が必要だということ。

だから、**善玉菌が豊富なトクホのヨーグルト**と、**食物繊維が豊富なフルーツ**の食べ合わせが効きます。短鎖脂肪酸は食事で簡単に増やすことができるのです。

トクホのヨーグルトには味がついていませんので、フルーツを添えると甘味がついて食べやすくなります。またフルーツそのもののカロリーが低いので、このメニューが食べすぎを招くことはありません。

1つポイントなのは、フルーツ入りのヨーグルトを食べるのではなく、フルーツとヨーグルトをしっかりと食べ合わせること。

1章で述べましたが、フルーツ入りヨーグルトに含まれている程度のフルーツの量では、ペクチンなどの栄養素をとれないばかりか、摂取カロリーが上がるというデメリットしかありません。

目安は**ヨーグルト100グラムとフルーツ約50グラム**（いちごなら4個、キウイなら2分の1個、りんごなら4分の1個が目安）。しっかり食べて「やせ体質」の体を手に入れましょう。

【出典】 腸内細菌叢はインスリンの作用による脂肪の蓄積を短鎖脂肪酸受容体 GPR43 を介して抑制する
The gut microbiota suppresses insulin-mediated fat accumulation via the short-chain fatty acid receptor GPR43
2013年5月7日 Nature Communications 4：1829 doi: 10.1038/ncomms2852 (2013)

食べても食べても太らない法　参考文献

『家庭のおかずのカロリーガイド』
香川芳子監修　女子栄養大学出版部

『毎日の食事のカロリーガイド』
香川芳子監修　女子栄養大学出版部

『携帯版　メタボのためのカロリーガイド』
竹内冨貴子・牧野直子監修　女子栄養大学出版部

『携帯版　ダイエットのためのカロリーガイド』
竹内冨貴子・牧野直子監修　女子栄養大学出版部

『佐々木敏の栄養データはこう読む！』
佐々木敏著　女子栄養大学出版部

『食品の栄養とカロリー事典』
奥嶋佐知子監修　女子栄養大学出版部

『5訂増補　外食のカロリーガイド』
香川芳子監修　女子栄養大学出版部

『七訂食品成分表2016』香川芳子監修　女子栄養大学出版部

『腸内フローラ10の真実』NHKスペシャル取材班著　主婦と生活社

『からだに効く栄養成分バイブル』中村丁次監修　主婦と生活社

『日本人の食事摂取基準2015年版』
菱田明・佐々木敏監修　第一出版

『人間は脳で食べている』伏木亨著　筑摩書房

『時間栄養学が明らかにした「食べ方」の法則』
古谷彰子著　柴田重信監修　ディスカヴァー・トゥエンティワン

『食欲の科学』櫻井武著　講談社

『睡眠の科学』櫻井武著　講談社

本書は、本文庫のために書き下ろされたものです。

菊池真由子（きくち・まゆこ）
一九六六年大阪府生まれ。管理栄養士。健康運動指導士。NR・サプリメントアドバイザー。日本オンラインカウンセリング協会認定上級オンラインカウンセラー。大阪大学健康体育部（現・保健センター）、阪神タイガース、国立循環器病センター集団検診部（現・予防検診部）を経て、厚生労働省認定健康増進施設などで栄養アドバイザーを務める。ダイエットや生活習慣病の予防対策など、のべ1万人の栄養指導に携わる。その活動の集大成として、本書では「食べながら健康的にやせる」コツを紹介。
著書に『免疫力を上げるコツ』『40歳からの健康ダイエット』（以上、同文書院）などがある。

知的生きかた文庫

食《た》べても食《た》べても太《ふと》らない法《ほう》

著　者　菊池《きくち》真由子《まゆこ》
発行者　押鐘太陽
発行所　株式会社三笠書房
〒一〇二-〇〇七二 東京都千代田区飯田橋三-三-一
電話〇三-五二二六-五七三四〈営業部〉
〇三-五二二六-五七三一〈編集部〉
http://www.mikasashobo.co.jp
印刷　誠宏印刷
製本　若林製本工場

ISBN978-4-8379-8416-0 C0177

40歳からは食べ方を変えなさい！
済陽高穂

ガン治療の名医が、長年の食療法研究をもとに「40歳から若くなる食習慣」を紹介。りんご＋蜂蜜、焼き魚＋レモン……「やせる食べ方」「若返る食べ方」満載！

40代からの「太らない体」のつくり方
満尾 正

「ポッコリお腹」の解消には激しい運動も厳しい食事制限も不要です！　若返りホルモン「DHEA」の分泌が盛んになれば誰でも「脂肪が燃えやすい体」に。その方法を一挙公開！

疲れない体をつくる免疫力
安保 徹

免疫学の世界的権威・安保徹先生が、「疲れない体」をつくる生活習慣をわかりやすく解説。ちょっとした工夫で、免疫力が高まり、「病気にならない体」が手に入る！

行ってはいけない外食
南 清貴

ファミリーディナー、サラリーマンランチに潜む意外な危険がわかる本！　今からでも間に合う「安全」「安心」な選び方、教えます。

なぜ「粗食」が体にいいのか
帯津良一
幕内秀夫

なぜサラダは体に悪い？——野菜でなくドレッシングを食べているからです。おいしい＋簡単な「粗食」が、あなたを確実に健康にします！

C50296